现代内科临床诊疗实践

玄进 边振 孙权 主编

中国纺织出版社有限公司

图书在版编目（CIP）数据

现代内科临床诊疗实践 / 玄进，边振，孙权主编
. -- 北京：中国纺织出版社有限公司，2020.1
ISBN 978-7-5180-7025-1

Ⅰ. ①现… Ⅱ. ①玄… ②边… ③孙… Ⅲ. ①内科—疾病—诊疗 Ⅳ. ①R5

中国版本图书馆CIP数据核字（2019）第285292号

责任编辑：舒文慧　　责任校对：王惠莹　　责任印制：王艳丽

中国纺织出版社有限公司出版发行

地址：北京市朝阳区百子湾东里A407号楼　邮政编码：100124

销售电话：010—67004422　传真：010—87155801

http://www.c-textilep.com

中国纺织出版社天猫旗舰店

官方微博http://weibo.com/2119887771

北京玺诚印务有限公司印刷　各地新华书店经销

2020年1月第1版第1次印刷

开本：710×1000　1/16　印张：11.25

字数：216千字　定价：98.00元

凡购本书，如有缺页、倒页、脱页，由本社图书营销中心调换

前 言

内科学是临床医学中一门涉及面极广、整体性极强的学科，它不仅是临床医学各科的基础，且与他们存在着密切的联系。近年来，随着中医学的不断发展以及现代医学的不断进步，使中西医结合内科学有了更大的发展，为了完善中西医结合内科学的内容，我们特组织中西医方面的临床医师、专家合力编写了这本《现代内科临床诊疗实践》。

全书以现代医学病名为主线，应用中西医结合方法，系统地阐述了呼吸系统、循环系统、消化系统、神经系统、泌尿系统等临床常见疾病诊疗与实践，全书内容丰富，重点突出，简明实用，贴近临床，既涵盖了中西医系统的专业知识，又将中西医表里相依、兼容并用的诊疗方法融入其中，充分体现了中西医结合的优势所在。

本书编写过程中，编者付出了巨大努力，但由于编写经验不足，加之时间仓促，疏漏或不足之处恐在所难免，希望诸位同道不吝批评指正，以期再版时予以改进、提高，使之逐步完善。

编者

2019 年 12 月

目　录

第一章　呼吸系统疾病

第一节　急性上呼吸道感染

急性上呼吸道感染是指鼻腔和咽喉部呼吸道黏膜的急性炎症的总称，70%～80%由病毒引起，少数为细菌所致。急性上呼吸道感染的临床表现不一，从单纯的鼻黏膜炎到广泛的上呼吸道炎症轻重不等。本病全年皆可发生，以冬春季节多发，一般病势较轻，病程较短，预后较好。

本病与中医学的“感冒”相类似，又称“伤风”“冒风”“冒寒”“重伤风”等。

一、病因病理

（一）西医病因病理

1.病因及发病机制

急性上呼吸道感染的主要病原体为鼻病毒、流感病毒（甲型、乙型、丙型）、副流感病毒、呼吸道合胞病毒、冠状病毒、腺病毒及柯萨奇病毒等。细菌感染可单纯发生或继发于病毒感染之后，以溶血性链球菌为多见，其次为流感嗜血杆菌、肺炎链球菌和葡萄球菌等。人体在受凉、淋雨或过度疲劳等因素的影响下，呼吸道局部防御功能处于低下状态，导致原有的病毒或细菌迅速繁殖。病毒和细菌等也可通过飞沫传播，或由接触鼻、咽、眼结膜表面的分泌物而经手传播。发病与年龄、体质及环境密切相关，尤其是老幼体弱或有慢性呼吸道疾病者更易罹患。

2.病理

一般表现为鼻腔及咽喉黏膜的充血、水肿、上皮细胞破坏及浆液性和黏液性的炎性渗出，伴有细菌感染时可有中性粒细胞浸润，并有脓性分泌物。不同病毒可以引起不同程度的细胞增殖及变性，鼻病毒及肠道病毒较黏液病毒引起的改变严重。严重感染时，连接呼吸道的鼻旁窦和中耳道可形成阻塞，发生继发性感染。

(二)中医病因病机

急性上呼吸道感染是人体感受六淫之邪、时行毒邪所致,主要是风邪致病。感邪之后是否发病与正气盛衰有关。

1.卫外功能减弱,外邪乘机袭入

包括生活起居不当,寒温失调,如贪凉露宿、冒雨涉水等以致外邪侵袭而发病;过度劳累,耗伤体力,肌腠不密,易感外邪而发病;气候突变,六淫之邪肆虐,冷热失常,卫外之气未能及时应变而发病;素体虚弱,卫外不固,稍有不慎即可感邪而发病。

2.病邪犯肺,卫表不和

肺主皮毛,职司卫外,而卫气通于肺,卫气的强弱与肺的功能关系密切。外邪从口鼻、皮毛而入,肺卫首当其冲,感邪之后,很快出现卫表及上焦肺系症状。卫表被郁,邪正相争,而见恶寒、发热、头痛、身痛等;肺气失宣而见鼻塞、流涕、咳嗽等。《素问·太阴阳明论》曰:"伤于风者,上先受之。"《素问·咳论》曰:"皮毛者肺之合也,皮毛先受邪气,邪气以从其合也。"

3.病邪少有传变,病情轻重有别

病邪一般只犯肺卫,很少有传变,病程短而易愈。但亦有少数感邪深重,或老幼体弱,或原有某些慢性疾病者,病邪从表入里,迅速传变,可引起某些合并症或继发病。

综上所述,本病病位在肺卫,其病因病机主要是外邪乘虚而入,以致卫表被郁,肺失宣肃,一般病情轻浅。因四时六气各异,或体质强弱、阴阳偏盛之不同,临床表现虚实寒热各异。

二、临床表现

(一)普通感冒

普通感冒为病毒感染所引起,潜伏期短,起病较急。临床表现差异很大,以鼻部症状为主。

1.主要症状

早期有咽部干燥,继而出现鼻塞、喷嚏、低热、咳嗽,鼻流清涕,以后变稠,呈黄脓样。鼻塞4～5天,如病变向下发展侵入喉部、气管、支气管,则可出现声嘶、咳嗽加剧或有少量黏液痰,1～2周消失。全身症状短暂,可出现全身酸痛、头痛、乏力、食欲下降、腹胀、腹痛、便秘或腹泻等,部分患者可伴发单纯性疱疹。

2.体征

鼻腔黏膜充血、水肿，有分泌物，偶有眼结膜充血，可有体温升高。

（二）急性病毒性咽炎和喉炎

病原体多为鼻病毒、腺病毒、流感病毒、副流感病毒以及肠病毒、呼吸道合胞病毒等。

1.主要症状

急性病毒性咽炎咽部发痒或有灼热感，咽痛不明显，咳嗽少见。急性喉炎多表现为声音嘶哑，说话困难，咳嗽时疼痛，常有发热、咽痛或咳嗽。

2.体征

咽喉部水肿、充血，局部淋巴结轻度肿大，有触痛，有时可闻及喉部喘息声。

（三）急性咽—扁桃体炎

病原体多为溶血性链球菌，其次为流感嗜血杆菌、肺炎链球菌、葡萄球菌等。

1.主要症状

起病急，咽痛明显，发热，畏寒，体温可达 39℃以上。

2.体征

咽部充血明显，扁桃体肿大、允血，表面有黄色点状渗出物，颌下淋巴结肿大、压痛。

（四）急性疱疹性咽峡炎

多由柯萨奇病毒 A 引起，多见于儿童，成人偶见，夏季较易流行，起病急，病程约 1 周。

1.主要症状

明显咽痛、发热。

2.体征

咽部、软腭、悬雍垂和扁桃体上有灰白色小丘疹，以后形成疱疹和浅表溃疡，周围黏膜有红晕。

（五）急性咽结膜炎

主要由腺病毒、柯萨奇病毒、埃可病毒等引起，起病急，病程一般 4～6 日。夏季多发，儿童多见，由游泳传播。

1.主要症状

发热、咽痛、流泪、畏光。

2.体征

咽部及结膜充血，可有颈淋巴结肿大，或有角膜炎。

急性上呼吸道感染少数可并发急性鼻窦炎、中耳炎、急性气管—支气管炎、肺炎，也可引起急性心肌炎、风湿热、急性肾小球肾炎。

三、实验室及其他检查

1.血常规检查

白细胞计数一般正常或偏低，分类淋巴细胞比例相对增高。伴有细菌感染时，白细胞计数及中性粒细胞比例增高，或有核左移现象。

2.病毒分离

收集病人的咽漱液、鼻洗液、咽拭子等标本接种于鸡胚羊膜腔内，可分离出病毒，有助于确诊。

3.免疫荧光技术检测

取病人鼻洗液中的鼻黏膜上皮细胞涂片，或用咽漱液接种于细胞培养管内，用免疫荧光技术检测，阳性者有助于早期诊断。

4.血清学检查

取病人急性期与恢复期血清进行补体结合试验、中和试验和血凝抑制试验。双份血清抗体效价递增 4 倍或 4 倍以上者有助于早期诊断。

四、诊断与鉴别诊断

（一）诊断

主要根据病史、临床症状及体征，结合周围血象，并排除其他疾病如过敏性鼻炎，急性传染性疾病如麻疹、脑炎、流行性脑脊髓膜炎、脊髓灰质炎、伤寒等，可做出临床诊断。病毒分离、免疫荧光技术及细菌培养对明确病因诊断有帮助。

（二）鉴别诊断

1.过敏性鼻炎

主要表现为喷嚏频作，鼻涕多，呈清水样，鼻腔水肿、苍白，分泌物中有较多嗜酸性粒细胞。发作常与外界刺激有关，常伴有其他过敏性疾病，如荨麻疹等。

2.急性传染病前驱期

麻疹、脊髓灰质炎、流行性脑脊髓膜炎、流行性乙型脑炎、伤寒、斑疹伤寒、白喉等，在患病初期可伴有上呼吸道症状，但有明确的流行病学史，并有其特定的症状特点可资鉴别。

3.流行性感冒

流行性感冒的潜伏期很短，一般 1～3 天，常有明显的流行性。起病急骤，以全身中毒症状为主，出现畏寒、高热、头痛、头晕、全身酸痛、乏力等。呼吸道症状轻微或不明显，可有咽痛、流涕、流泪、咳嗽等。少数患者有食欲减退，伴有腹痛、腹胀及腹泻等消化道症状。病毒分离和血清学诊断可供鉴别。

五、治疗

（一）治疗思路

中医倡导防重于治，首先注意预防，应加强体育锻炼，提高机体的抗病能力。中医药治疗的原则为解表达邪，风寒为主者，疏风散寒，辛温解表；风热为主者，疏风散热，辛凉解表。对症状较重者可给予西药对症处理。

（二）西医治疗

1.抗病毒治疗

目前尚无有效的特异性抗病毒药物，可试用下列药物：①金刚烷胺：口服 0.1g，每日 2 次，对甲型流感病毒有效。②吗啉胍（ABOB）：口服 0.1～0.2g，每日 3 次，可能对甲型、乙型流感病毒、副流感病毒、鼻病毒、呼吸道合胞病毒及腺病毒有效。③利巴韦林：有比较广谱的抗病毒作用，每日 400～1000mg，分 3 次口服，或加入液体中静脉滴注。④干扰素：能抑制多种 DNA 病毒和 RNA 病毒，肌肉注射或滴鼻均可。

2.对症治疗

发热、头痛、肢体酸痛者，可给予解热镇痛药，如复方阿司匹林片 0.5～1g，口服，每日 3 次；鼻塞流涕者，可用抗过敏药，如扑尔敏 4mg，口服，每日 3 次，或用 1% 的麻黄碱滴鼻；咳嗽者，可给予镇咳药，如克咳敏 5～10mg，口服，每日 3 次，或氯化铵棕色合剂 10mL，口服，每日 3 次；声嘶、咽痛者，可作雾化吸入治疗，或口含华素片。

3.抗感染治疗

如有继发细菌感染者，可选择抗菌药物治疗。经验用药常选：①头孢氨苄 0.25～0.5g，口服，每日 4 次；②罗红霉素 150mg，口服，每日 2 次；③阿莫西林0.5g，口服，每日 3～4 次。

(三)中医治疗

1.辨证论治

(1)风寒束表证

症状:恶寒重,发热轻,无汗,头痛,肢体酸痛,鼻塞声重,喷嚏,时流清涕,喉痒,咳嗽,口不渴或喜热饮,舌苔薄白而润,脉浮或浮紧。

治法:辛温解表。

方药:荆防败毒散加减。若风寒重者,加麻黄、桂枝以增强辛温散寒之力;若风寒夹湿,兼见身热不扬,头重胀如裹,肢节酸重疼痛,舌苔白腻,脉濡者,加羌活、独活祛风除湿,或用羌活胜湿汤加减治疗。

(2)风热犯表证

症状:身热较著,微恶风寒,汗出不畅,头胀痛,目胀,鼻塞,流浊涕,口干而渴,咳嗽,痰黄黏稠,咽燥,或咽喉肿痛,舌苔薄白微黄,边尖红,脉浮数。

治法:辛凉解表。

方药:银翘散或葱豉桔梗汤加减。若痰湿壅盛,咳嗽痰多者,加杏仁、浙贝母、瓜蒌皮。

(3)暑湿伤表证

症状:身热,微恶风,汗少,肢体酸重或疼痛,头昏重胀痛,咳嗽痰黏,鼻流浊涕,心烦口渴,渴不多饮,口中黏腻,胸脘痞闷,泛恶,小便短赤,舌苔薄黄而腻,脉濡数。

治法:清暑祛湿解表。

方药:新加香薷饮加减。暑热偏盛者,可加黄连、山栀子或黄芩、青蒿清暑泄热;若湿困卫表,可加藿香、佩兰等芳香化湿,清宣卫表;若里湿偏重,加苍术、白蔻仁、法半夏、陈皮等化湿和中;若里热盛而小便短赤者,加六一散、赤茯苓清热利湿。

2.常用中药制剂

(1)感冒软胶囊:功效:散寒解表,宣肺止咳。适用于感冒风寒证,症见恶寒重,发热轻,无汗,头痛,肢体酸楚,鼻塞声重,时流清涕,喉痒咳嗽。用法:口服,每次2～4粒,每日2次。

(2)柴胡口服液:功效:解表退热。适用于风热感冒发热。用法:口服,每次10～20mL,每日3次。

(3)感冒止咳颗粒:功效:清热解表,化痰止咳。适用于感冒发热,头痛,鼻塞,伤风咳嗽,咽喉肿痛,四肢倦怠,流行性感冒。用法:开水冲服,每次1袋,每日3次。

六、预后

一般病势较轻，病程较短，预后较好。部分患者可引起急性心肌炎、肾小球肾炎，或伴发细菌性肺炎。

七、预防与调护

(1)平时加强体育锻炼，适当进行室外活动，增强体质，提高抗病能力。同时应注意防寒保暖，在气候冷热变化时，及时增减衣服，避免雨淋受凉及过度疲劳。在感冒流行的季节，少去公共场所活动，防止交叉感染。

(2)在治疗期间，应注意休息，密切观察。注意煎药及服药要求，治疗本病的中药宜轻煎，不可过煮，趁温热服，服后避风取汗，适当休息。

(3)在饮食方面，宜清淡，若饮食过饱，或多食肥甘厚腻，使中焦气机受阻，有碍肺气宣通，影响感冒的预后。

第二节 急性气管—支气管炎

急性气管—支气管炎是由感染、物理、化学刺激或变应原引起的气管—支气管黏膜的急性炎症。临床主要表现为咳嗽和咳痰，部分患者可伴气喘，病愈后支气管黏膜结构可完全恢复正常，是目前临床上最为多发的、常见的疾病之一。急性气管—支气管炎各年龄段皆可发病，寒冷季节或气温突然变冷时多见，在受凉、淋雨、过度疲乏时容易发病。本病若病情迁延，反复发作者可导致慢性支气管炎、支气管扩张的发生。

急性气管—支气管炎属于中医学“咳嗽”中的“外感咳嗽”范畴。咳嗽之名始见于《素问·阴阳应象大论》：“秋伤于湿，冬生咳嗽。”汉·张仲景《金匮要略》有“痰饮咳嗽”“咳嗽上气”等专篇。历代医家对于咳嗽的分类立论纷纭，名称甚多。《素问·咳论》以脏腑命名，分为“肺咳、心咳、肝咳、脾咳、肾咳、胆咳、大肠咳、小肠咳、膀胱咳、三焦咳”，并且描述了各类不同征候的特点。《诸病源候论·咳嗽候》有十咳之称，除五脏咳外，尚有风咳、寒咳、久咳、厥阴咳等。明·张景岳执简驭繁地在《景岳全书·咳嗽》中云“咳嗽之要，止为二证，何为二证？一日外感，一日内伤而尽之矣。”明确地将咳嗽分为外感、内伤两大类。至此，咳嗽的辨证分类始较完善，切合临床实际，沿用至今。一般来说，外感咳嗽起病较急，病程较短，病情较轻，常在受凉后突发，病变较局限，一般无其他脏腑的病理改变及临床症状。

一、病因病机

（一）中医

本病的发生常与体质虚弱、感受六淫之邪或患病者相互传染等有关，致使肺失宣降，肺气不宣，气逆不降而发病，而六淫之邪则是本病的主要发病基础。

1.风寒袭肺

风寒之邪外束肌表，内郁肺气，以致肺卫失宣是其主要病机。张景岳所言："六气皆令人咳，风寒为主"。风寒袭肺，肺气郁闭不宣，故咳嗽声重；肺气郁闭，水谷津微失于输布，聚湿成痰，故咳痰、痰白。舌苔薄白、脉浮紧，为风寒之邪束表客肺之象。

2.风热犯肺

《素问·咳论》"皮毛者，肺之合也，皮毛先受邪气，邪气以从其合也。"风热之邪从口鼻而入，内迫于肺，肺失宣降，故咳嗽、咳声高亢重浊。热灼肺津可见痰黏难咳，痰稠黄绿，口干苦、便干。风热之邪炎上，则见咽干。风热客表，营卫失和，故发热、汗出、恶风。舌红苔薄黄，脉浮数为风热客表之象。肺主气，司呼吸，上连气道喉咙，开窍于鼻，外合皮毛，为五脏六腑之华盖，其气灌百脉而通他脏。

3.风燥伤肺

外感风燥之邪或风寒风热之邪化燥，致肺失清润，故见干咳作呛。燥热灼津则咽喉口鼻干燥，痰黏不易咳吐。苔薄白或薄黄，质红、干而少津，脉浮数，属风燥伤肺之象。

4.痰湿蕴肺

若饮食不节，嗜酒好烟，或过食肥甘厚味辛辣，或平素脾失健运，饮食精微不归正化，脾湿生痰，上渍于肺，壅遏肺气，故咳嗽，咳声重浊，痰多；湿邪困脾，则脘痞，体倦，大便时溏；舌苔白腻，脉象濡滑为痰湿蕴肺之象。

总之，本病病位在肺在表，多为新病，以实证为主，以邪犯于肺，肺失宣降，肺气上逆为其基本病机。

（二）西医

急性气管—支气管炎可以是病毒和细菌直接感染所致，也可由上呼吸道感染的病毒或细菌蔓延引起，近年来支原体、衣原体引起的急性气管—支气管炎亦趋多见。另外,物理、化学物质的刺激以及过敏反应均与本病发病相关。其病理机制主要是气管、支气管黏膜的急性炎症反应,炎症消退后,气道黏膜的结构和功能可恢复正常。

二、临床表现

(一)症状

起病较急,全身症状一般较轻,可有低、中度发热。开始时干咳或咯少量痰,继而为黏液脓性痰,痰量增多,偶伴痰中带血。如果伴有支气管痉挛,可出现程度不等的胸闷、气急。咳嗽和咳痰可延续二三周,有时可延长数周,若咳嗽迁延不愈或反复发作,甚至演变成慢性支气管炎。

(二)体征

可无明显阳性体征。体检时双肺呼吸音粗糙,有时可闻及散在干、湿性啰音,啰音部位常不固定,咳嗽后可减少或消失。

三、辅助检查

1.血液检查

多数病例的白细胞计数和分类无明显改变,细菌感染严重时白细胞总数和中性粒细胞可增多。血沉加快,CPR 升高。

2.痰液检查

痰涂片和培养可发现致病菌。

3.胸部 X 线检查

多数表现为肺纹理增粗,少数病例无异常表现。

四、诊断与鉴别诊断

(一)诊断标准

(1)根据病史、咳嗽和咳痰等症状。

(2)两肺呼吸音粗,有时可闻及散在干、湿啰音,在咳嗽、咳痰后啰音可消失。

(3)结合血常规和胸部 X 线检查。

(4)排除慢性支气管炎、支气管扩张症、肺炎、咳嗽变异型哮喘等疾病。

（二）鉴别诊断

本病需与喉痹、肺痈、肺痨等疾病进行鉴别。

五、治疗

（一）一般措施

（1）防止感冒，尽可能在气候适宜的环境生活、学习、工作。尽量避免长时间感受过热、过冷、过燥、过湿、虚风贼邪之气候。远离空气污染的环境，避免劳累，防止风寒暑湿燥火外感六淫之邪侵袭，预防本病的发生。

（2）防止病人互相传染，已患感冒的病人要讲究个人卫生，咳嗽、喷嚏时要遮掩口鼻，不要在可能传播病菌的地方吐痰。易感人群在公共场所要躲避咳嗽发热患者，必要时戴口罩。

（3）参加适当的体育锻炼，增强体质，提高呼吸道的抵抗力，减少本病的发生。

（二）中医药治疗

一般而言，外感咳嗽起病多较急，病程较短，初期多伴有表证，实证居多，治疗以疏散外邪、宣通肺气为主，一般不要过早使用滋润、收涩、镇咳之药，以免碍邪。

1.辨证论治

（1）风寒袭肺

主症：咳嗽，咳声闷重不畅，痰色稀白，咽痒，常伴鼻塞，流清涕，打喷嚏，发热轻或高而短暂，恶寒重，无汗，头痛，骨节酸痛或咽干痒，或鼻涕倒流，舌淡白，苔薄白，脉浮紧。

治法：疏散风寒，宣通肺气。

方药：止嗽散合三拗汤。桔梗、荆芥、紫菀、百部、白前、杏仁各 10g，麻黄、陈皮、甘草各 5g。诸药合用，功可疏散风寒，宣通肺气。咽干痒者加射干、木蝴蝶、蝉蜕各 10g；风寒夹湿，症见咳嗽痰多，兼有胸脘满闷者加法半夏、苍术各 10g；鼻涕倒流甚者加辛夷、白芷各 10g。

（2）风热犯肺

主症：咳嗽，咳声高亢重浊，汗出不畏寒，痰黏难咳，时胸闷痛，或痰多黄绿，或发热，或咽痛，或口干苦、便干，或喘鸣，舌质略红，舌苔薄黄或略黄腻，脉浮数。

治法：宣肺止咳，清热化痰。

方药：曲氏肺咳方加减。炙麻黄、杏仁、法半夏、橘红、茯苓、瓜蒌皮、浙贝、木蝴蝶、蝉蜕、甘草各 10g。全方功可宣肺止咳、清热化痰。痰多黄绿者加金荞麦、生石膏各10g;发热者加柴胡20g,黄芩10g;咽痛者加射干10g;口干苦、便干者加火麻仁30g;喘鸣者加紫苏叶10g。

(3)风燥伤肺

主症:干咳,连声作呛,喉痒,咽干唇燥,无痰或痰少而黏、不易咳吐,舌质红、干而少津,苔薄白或薄黄,脉浮数。

治法:疏风清肺,润燥止咳。

方药:桑杏汤加减。桑叶、杏仁、浙贝各10g,南沙参15g,山栀子、淡豆豉、梨皮各6g。诸药合用,共奏疏风清肺,润燥止咳之功。津伤较重者加麦冬、玉竹各15g;咳甚者加紫菀、百部各10g;热重者加生石膏、知母各10g;痰中带血者加白茅根15g。

(4)痰湿蕴肺

主症:咳嗽,咳声重浊,自汗出,略畏寒,鼻涕倒流,痰稀易咳,胸闷口干,痰白黄脓,或发热,或咽干,舌体偏胖,质淡略黯,舌苔白滑,脉滑或沉。

治法:清热祛湿,化痰止咳。

方药:高氏燥湿顽咳方加减。方中法半夏、陈皮、石菖蒲、紫苏叶、杏仁、荆芥、枳壳、胆南星、天竺黄、瓜蒌皮、前胡、浙贝、甘草各10g。诸药合用,功可降气化浊、宣肺止咳。痰多黄绿者加金荞麦、鱼腥草各10g;发热者加柴胡至20g;咽痛者加射干10g;口干苦、便干者去瓜蒌皮,加瓜蒌仁20g,喘鸣者加紫苏叶10g。

以上方药,每日1剂,分两次温服。

2.中药成药

(1)通宣理肺丸

主要成分为紫苏叶、前胡、桔梗、苦杏仁、麻黄、甘草、陈皮、半夏(制)、茯苓、枳壳(炒)、黄芩。功效解表散寒,宣肺止嗽。用于风寒束表、肺气不宣所致的感冒咳嗽,症见发热、恶寒、咳嗽、鼻塞流涕、头痛、无汗、肢体酸痛。用法:口服,每次1~2丸,每日2~3次。

(2)急支糖浆

主要成分为鱼腥草、金荞麦、四季青、麻黄、紫菀、前胡、枳壳、甘草。功效清热化痰,宣肺止咳。用于外感风热所致的咳嗽,症见发热、恶寒、胸膈满闷、咳嗽咽痛;急性支气管炎、慢性支气管炎急性发作见上述证候者。用法:口服,每次20~30mL,每日3~4次;儿童1岁以内每次5mL,1~3岁每次7mL,3~7岁每次10mL,7岁以上每次15mL,每日3~4次。

(3)蛇胆川贝液

主要成分为蛇胆汁、平贝母。祛风止咳,除痰散结。用于风热咳嗽,痰多气喘,胸闷,咳痰不爽或久咳不止。用法:口服,每次 1 支,每日 2 次,小儿酌减。

(4)羚羊清肺丸

主要成分为浙贝母、桑白皮(蜜炙)、前胡、麦冬、天冬、天花粉、地黄、玄参、石斛、桔梗、枇杷叶(蜜炙)、苦杏仁(炒)、金果榄、金银花、大青叶、栀子、黄芩、板蓝根、牡丹皮、薄荷、甘草、熟大黄、陈皮、羚羊角粉。功效清肺利咽,清瘟止嗽。用于肺胃热盛,感受时邪,身热头晕,四肢酸懒,咳嗽痰盛,咽喉肿痛,鼻衄咳血,口干舌燥。用法:口服,每次 1 袋,每日 3 次。

(5)蜜炼川贝枇杷膏

由川贝、枇杷叶、南沙参、茯苓、化橘红、桔梗、法半夏、五味子、瓜蒌子、款冬花,远志、苦杏仁、生姜、甘草,杏仁水,薄荷脑、蜂蜜,麦芽糖,糖浆组成。润肺化痰、止咳平喘、护喉利咽、生津补气、调心降火。适用于伤风咳嗽、痰稠痰多气喘、咽喉干痒及声音嘶哑。用法:口服,成人每日 3 次,每次一汤匙,小儿减半。

(6)双黄连注射液

由金银花、黄芩、连翘组成。清热解毒,清宣风热。用于外感风热引起的发热、咳嗽、咽痛。适用于病毒及细菌感染的上呼吸道感染、扁桃体炎、咽炎、支气管炎、肺炎等。用法:静脉注射,每次 10～20mL,每日 1～2 次。静脉滴注,每次每千克体重 1mL,加入生理盐水或 5%～10%葡萄糖溶液中。肌注每次 2～4mL,每日 2 次。

(7)痰热清注射液

由黄芩、熊胆粉、山羊角、金银花、连翘组成。清热、化痰、解毒。用于风温肺热病痰热阻肺证,症见:发热、咳嗽、咳痰不爽、咽喉肿痛、口渴、舌红、苔黄;肺炎早期、急性支气管炎、慢性支气管炎急性发作以及上呼吸道感染属上述证候者。用法:常用量成人一般每次 20mL,重症患者每次可用 40mL,加入 5%葡萄糖注射液或 0.9%氯化钠注射液 250～500mL,静脉滴注,控制滴数每分钟不超过 60 滴,每日 1 次;儿童按体重 0.3～0.5mL/kg,最高剂量不超过 20mL,加入 5%葡萄糖注射液或 0.9%氯化钠注射液 100～200mL,静脉滴注,控制滴数每分钟 30～60 滴,每日 1 次;或遵医嘱。

3.针灸疗法

(1)体针

取手太阴、阳明经穴为主,以疏风解表,宣肺止咳。主穴:肺俞、列缺、合谷;随证取穴:风寒者,加风门;风热者,加大椎;燥热者,加曲池;鼻塞者,加迎香;咽喉肿痛者，加少商放血。手法：毫针泻法，风热可疾刺，风寒留针或针灸并用，或针后在背后腧穴拔火罐。每日1次，10次为1个疗程。

（2）灸法

选取肺俞、大椎、风门、定喘等穴位，隔姜灸或麦粒灸，视病情每次3～5壮不等，每日1次，适用于风寒咳嗽或痰湿咳嗽。

（三）西医药常规治疗

1.一般治疗

多休息，多饮水，避免劳累；忌烟酒、忌食辛辣。

2.对症治疗

咳嗽、无痰或少痰者，可酌情应用右美沙芬、喷托维林、那可丁或其合剂等镇咳药。但对于有痰的病人，不应给予诸如可待因等强力镇咳药，以免影响痰液排出。痰多者，可用盐酸氨溴索30mg，每日3次；溴己新8～16mg，每日3次；桃金娘油0.3g，每天3次；也可雾化排痰。发热者可使用解热镇痛药。发生支气管痉挛时可用平喘药如茶碱、β_2-受体激动剂、胆碱能阻滞剂等。

3.抗生素治疗

仅在有细菌感染证据时使用。一般咳嗽10天以上，细菌、支原体、肺炎衣原体等感染可能性大，可选用青霉素类或大环内酯类药物，也可选用头孢菌素类或喹诺酮类药物。多数患者口服抗生素即可，当症状较严重时，可经肌内注射或静脉滴注给药，特殊患者可做痰涂片和细菌培养，然后根据优势病原菌及其药敏试验选择抗生素。

第三节　慢性气管—支气管炎

慢性气管支气管炎是气管支气管黏膜及其周围组织的慢性非特异性炎症，是呼吸系统的常见病和多发病。本病的病理特点是气管支气管黏膜炎症腺体增生、黏液分泌增多。在临床上本病以反复发作的咳嗽、咳痰或气喘为主要表现，且秋冬季多发。随着病情发展，可并发肺气肿，严重者可引发肺心病。早期症状可以比较轻，晚期炎症加重，症状可能长期存在。本病是一种严重影响劳动能力的常见病。其病因较为复杂，根据我国20世纪70年代全国6千万人的普查，本病患病率为3.82%。随年龄增长，患病率递增，50岁以上其患病率可高于15%。本病与吸烟、地区和环境卫生有关。一般来说，吸烟者其患病率远远高于不吸烟者；北方气候寒冷地区其发病率高于南方；工矿地区大气污染严重，其发病率也高于一般城市。

一、病因病机

1.中医学认识

本病属于中医“咳嗽”“喘证”“痰饮”范畴。其发生、发展与外邪犯肺,肺、脾、肾三脏功能失调,痰饮伏留密切相关。

(1)外邪侵袭

从本病表现来看,其外感因素主要是风、寒、暑、湿、燥、火六淫所致。外邪从口鼻或肌肤侵犯人体,由于肺合皮毛,故而导致肺失宣降,痰浊从生,痰浊阻塞胸肺,则引起咳嗽、咳痰或气喘。由于六淫之邪有其不同的致病特点,因此,外感所致本病也会有所不同,在辨证时应当注意。

(2)内伤脏腑

肺脏久病或其他脏腑病变累及肺均可引起咳喘。《素问·咳论篇》说:“五脏六腑皆令人咳,非独肺也。”本病其标在肺,其本在脾、肾;病位主要在肺,亦与脾、肾有关。本病与以下几个脏腑有关。

①肺虚咳喘:咳嗽长期不愈,导致肺气虚,这是本病发生的首要条件。肺气虚包括呼吸道特异性和非特异性免疫功能低下、自主神经功能紊乱。同时肺合皮毛,呼吸道局部抵抗力下降,易被侵袭。因此,肺气虚则宣发肃降功能失职,故气短而喘,甚至不能平卧;肺气虚则气不能化津,积液成痰,痰湿内阻于肺,伏邪久居胸膈,导致咳喘缠绵难愈。

②脾虚生痰:久咳伤脾,脾阳不足,脾失健运,饮食水谷不能化为精微物质,使痰浊内生,痰湿上注于肺,肺失宣肃,气机上逆而为咳喘、痰多。

③肾虚咳喘:肾主纳气,助肺以司呼吸。肾气不足,肺吸入之气不能下达于肾,故临床可见呼吸急促、气短气喘,严重者呼吸不能衔接,动则益甚。久病必伤其阴,肾阴亏损,津液不能上达于肺金,导致肺燥咳喘。

④肝火犯肺:情志不遂,气郁化火,逆乘于肺,木火刑金,则煎熬痰液,故咳吐黄色黏痰,面红身热,气逆喘咳;肝火犯肺,肺失宣肃,肺络受伤而见痰中带血或咯鲜血。

2.现代医学认识

(1)吸烟

吸烟是慢性支气管炎的主要病因。烟中所含的焦油使支气管上皮失去正常的生理功能,抵抗能力下降。流行病学调查表明,吸烟者本病发病率明显高于非吸烟者。

(2)空气污染

由于近年来社会变革和工业发展，空气污染已成为呼吸系统疾病的重要致病因素，空气中的过量微粒和有害气，如氯气、二氧化硫等，都对气道有直接刺激作用。慢性支气管炎的发生与空气的污染程度有着密切的关系。

(3)职业

由于特殊的工作环境，长期在粉尘、烟雾、有害气体的环境下工作或生活，则易于发生本病。

(4)感染

慢性支气管炎的发生与感染也有一定的关系，致病微生物侵入气管后，对气管黏膜会造成一定的破坏，从而出现慢性炎症。

二、临床表现与诊断

1.临床表现

(1)症状

本病多在寒冷季节发病，以咳嗽、咳痰或喘息为主要临床表现。早期咳嗽清朗有力，多为连声咳嗽或间歇咳嗽，白天多于晚上。病情发展，痰量渐增，且咳声变浊，气候突变或转冷时加重；咳痰，多是白色的痰，如果时间较长，也可能是黄痰或痰中带血，清晨或夜间痰量较多；仅有一部分患者出现喘息症状，临床上应与支气管哮喘相鉴别。根据有无喘息，临床上可将慢性支气管炎分为单纯型和喘息型两种。

(2)临床分期

①急性发作期：指在 1 周内出现脓性痰，痰量明显增加，或伴有发热等炎症表现，或 1 周内“咳”“痰”“喘”等症状中，任何一项明显加剧者。

②慢性迁延期：有不同程度的咳、痰、喘等症状，迁延 1 个月以上者。

③临床缓解期：指病情自然缓解或经治疗后症状基本消失，或偶有轻咳和少量痰液，保持 2 个月以上者。

(3)体征

早期可无特殊体征，大多在肺底可闻及干湿性啰音，有时咳嗽或咳痰后消失。喘息型在咳嗽或深吸气时可闻及哮鸣音，发作时可闻及广泛哮鸣音，长期发作的病例可有肺气肿体征。

(4)辅助检查

①X 射线检查:早期多无异常表现,以后可有肺纹理增多、增粗、模糊,呈条索状或网状,延伸到肺野周围,以两肺中下野明显,还可见“轨道征”。

②肺功能检查:早期病变多在小气道,常规肺功能检查无异常发展。但闭合气量测量可见增大,最大呼气流速—容量曲线图形异常,流速降低。发展至气道狭窄或阻塞时,出现阻塞性通气功能障碍,表现为第 1 秒用力呼气量降低。

2.诊断要点

主要依据病史和症状进行诊断。在排除其他心肺疾病后,临床上凡有慢性或反复咳嗽、咳痰或喘息,每年发病至少持续 3 个月,并连续 2 年以上者,即可诊断为此病。如果每年发病不足 3 个月,而有明显的客观检查依据,如 X 射线、肺功能等,也可以诊断为此病。

三、鉴别诊断

1.肺结核

肺结核的活动期常有低热、盗汗、乏力、咯血症状。再结合 X 射线片、痰结核菌等检查一般不难鉴别。

2.过敏性哮喘

本病多为幼年起病,有一定的家族遗传倾向。临床上有阵发性呼吸困难和咳嗽,可以自行或经治缓解。双肺叩诊多呈过清音,听诊可闻及满布哮鸣音。

3.支气管扩张

多发于儿童或青少年,可继发于麻疹、肺炎等之后。临床常表现为大量脓性痰和咯血。X 射线片对诊断本病有重要价值。

4.心脏病

由于心功能不全而导致的肺淤血所引发的咳喘等以肺系症状为主要表现的疾病,应与慢性气管—支气管炎相鉴别。

5.肺癌

患者多为 40 岁以上有长期吸烟史者,可通过影像学检查,以及痰脱落细胞或支气管镜检查明确诊断。

四、治疗

1.辨证治疗

(1)急性发作期和慢性迁延期(多属实证)

①外寒内饮

主症:咳嗽气急,甚则喘逆,咳吐白色泡沫痰,无汗,恶寒发热,头身疼痛或肢体浮肿,舌苔白滑,脉弦紧或浮紧。

治法:解表散寒,温肺化饮。

方药:小青龙汤合三子养亲汤加减(炙麻黄10g、桂枝15g、干姜10g、细辛3g、半夏10g、五味子12g、白芍15g、甘草6g、厚朴15g、紫苏子12g、白芥子10g、莱菔子15g)。

加减:痰郁成热或痰热互结者可加入黄芩12g、鱼腥草18g、生石膏30g。

②痰湿壅肺

主症:咳嗽声浊,痰白而黏,胸部满闷,纳差腹胀,大便稀薄,舌淡胖有齿痕,苔白腻或水滑,脉滑或濡缓。

治法:温阳健脾,化痰止咳。

方药:二陈汤合苓桂术甘汤加减(清半夏10g、陈皮8g、甘草6g、云茯苓15g、乌梅15g、桂枝12g、白术15g、厚朴12g、干姜10g、白芥子8g)。

加减:如痰多不易咳出者,可加入天竺黄、杏仁;如腹胀较重者,可加入莱菔子。

③痰热郁肺

主症:咳声短促,甚则气逆而喘,痰多,质黏厚或稠黄,咳吐不利,口干咽燥,甚则胸痛,或吐血痰,或有身热,舌质红,苔薄黄腻,脉滑数。

治法:清热化痰,肃肺止咳。

方药:清气化痰丸化裁(黄芩12g、全瓜蒌20g、胆南星10g、枳实10g、杏仁10g、清半夏10g、浙贝母15g、桔梗12g、麦冬15g、橘红12g、茯苓15g、桑白皮15g、甘草10g)。

加减:痰黄如脓或腥者可加入鱼腥草20g、冬瓜仁30g、败酱草15g;见喘者,可加入炙杏仁10g、葶苈子10g、前胡10g。

(2)慢性支气管炎缓解期(多属虚证)

①肺脾两虚

主症:咳嗽、气短,低声乏力,自汗纳差,神疲倦怠,胸脘痞闷,便溏溲长,遇风加重，舌淡胖，苔白薄，脉濡缓。

治法：补肺健脾，益气固表。

方药：六君子汤合玉屏风散加减（红参30g、炙甘草12g、茯苓15g、白术15g、陈皮6g、半夏12g、黄芪30g、防风10g、桂枝15g、紫菀10g、款冬花10g）。

②肺肾阳虚

主症：咳嗽久作，呼多吸少，动则尤甚，痰稀色白，畏寒肢冷，腰膝酸软，夜尿频多或咳则遗尿，舌质淡，苔白，脉细无力。

治法：补益肺肾，纳气平喘。

方药：生脉散合肾气丸化裁（太子参30g、麦冬15g、五味子10g、制附片10g、肉桂10g、熟地黄20g、山茱萸12g、山药30g、云茯苓15g、泽泻10g、牡丹皮10g、补骨脂10g）。

2.单验方

(1)桔梗5g、陈皮5g，泡服。

(2)白萝卜50g、大枣5枚，煎汤顿服，每日1次。

3.中成药

(1)石椒草咳喘颗粒：每次6g，每日3次，口服。用于慢性支气管炎发作期多痰者。

(2)复方蛤蚧散：每次8g，每日2次，口服。适用于慢性支气管炎缓解期。

4.针灸治疗

(1)发作期

可取孔最、丰隆、肺俞、定喘、膻中等穴，针刺多以泻法为主。

(2)缓解期

可取肺俞、天突、气海、关元、肾俞、三阴交、足三里、命门等穴，针刺多以补法为主。

5.西医治疗

治疗原则：急性发作期以控制感染、祛痰止咳、解痉平喘为主；缓解期以提高抗病能力、预防急性发作为主。

(1)急性发作期治疗方案

①抗感染药物：应以及时、有效、足量为原则，感染控制即可停药。最好进行痰涂片或细菌培养，根据药敏结果选择有效的抗生素。

a.青霉素加链霉素常规剂量即能取效。

b.红霉素对肺炎球菌与流感嗜酸杆菌有抑制作用。红霉素0.9g加入5%葡萄糖注射液 500mL 静滴，每日 1 次。注意红霉素对消化道的副作用，一般在患者进食后应用，如果患者不能耐受，可以换用阿奇霉素。

c.严重感染者，头孢哌酮舒巴坦 2.25g 加入生理盐水 150mL 中静滴，每日 1～2 次。亦可选用喹诺酮类。

②祛痰镇咳药：合理使用祛痰镇咳药是本病的重要治疗手段之一。但除刺激性干咳外，不宜单用镇咳药物，否则痰液不易咳出，加重感染。

a.必嗽平：每次 8～16mg，口服，每日 3 次。本品能分解黏多糖，使痰变稀，副作用小。

b.痰易净：10％～20％ 1～2mL，雾化吸入，此药可使黏蛋白溶解而化痰，但可引起支气管痉挛，宜与 0.5％异丙肾上腺素合用。

c.氨溴索 15～30mg，口服。

③解痉平喘：氨茶碱 0.1g，每日 3 次，口服，或氨茶碱 0.25g 加入 5％葡萄糖 150mL 静滴，每日 1 次；博利康尼 2.5mg，每日 3 次，口服。

(2)缓解期治疗方案

①气管炎菌苗治疗：首次剂量为 0.1mL，以后每次递增 0.1～0.2mL，直到 0.5～1.0mL，每周皮下注射 1 次，如有效应坚持 1～2 年。

②胎盘肽：每次 4mL，隔日肌注，20 天 1 个疗程。

③转移因子口服液 10mL，口服，每日 1 次。

五、预防调摄

开展卫生宣传，保护好生活环境，尤其是工业生产造成的空气污染给人的健康带来了极大的危害，所以要加强环境管理。此外，还应大力宣讲吸烟的不良影响，鼓励戒烟。参加适量的体育运动，提高机体抗病能力，并且要避风寒、适寒温。

及时治疗感冒，根治鼻炎、咽炎、慢性扁桃体炎等上呼吸道感染对预防本病的发生有重要意义。慎食辛辣刺激性食物，建议以清淡饮食为主。除此之外，要做好患者的精神护理，使患者有乐观向上的心态。还要注意居室内空气的流通。

第四节 支气管哮喘

支气管哮喘(简称哮喘)，是由嗜酸性粒细胞、肥大细胞和 T 淋巴细胞等多种炎性细胞参与的慢性气道炎症。在易感者中此种炎症可引起反复发作的喘息、气促、胸闷和(或)咳嗽等症状,多在夜间或凌晨发作、加剧,常伴有广泛而多变的呼气流速受限,而部分患者可自然缓解或经治疗缓解,另外气道对多种刺激因子的反应性增高。国外支气管哮喘患病率、死亡率逐渐上升,全世界支气管哮喘患者约1亿人,成为严重威胁人类健康的主要慢性疾病。我国哮喘发病率为1%,儿童达3%。

哮喘的狭义定义应为:机体由于外在或内在的过敏原或非过敏原等因素,通过神经体液导致气道可逆性痉挛。临床上表现为屡次反复的阵发性胸闷,伴哮鸣音,并以呼气为主的呼吸困难或兼有咳嗽。

从广义来看,哮喘的临床表现是由许多不同程度的病理生理变化而形成的综合征,如支气管平滑肌痉挛、气道黏膜水肿、黏液分泌增多、黏膜纤毛功能障碍、支气管黏膜肥厚、支气管黏液栓塞等,各种病理和生理变化程度不同可导致临床上不同程度的哮喘症候群,重者表现为急性严重的哮喘持续状态,轻者仅表现为胸闷,有些则以咳嗽为主。而一般所说的支气管哮喘常指狭义的定义。

一、病因病机

1.中医学认识

哮喘病为痰浊伏肺,复感外邪,或饮食、劳倦、情志等因素,引动伏痰,痰随气升,气因痰阻,痰气交阻所致。《症因脉治·哮病》说:“哮病之因,痰饮留伏,结成窠臼,潜伏于内,偶有七情之犯,饮食之伤,或外有时令之风寒束其肌表,则哮喘之症作矣。”

(1)外邪侵袭

外邪侵袭为哮喘发病的首要诱因,以寒冷、感冒最多,其次为闻及异味或吸入烟尘花粉等。外邪袭肺,郁阻肺气,气不布津,聚液成痰,痰浊内蕴,导致哮喘。哮证属于肺系疾患。肺开窍于鼻,外合皮毛,与外界气候有密切关系,故气候突变,由热转寒,尤其是深秋寒冬季节,其发病率较高。

(2)饮食不当

饮食偏嗜以甜、咸、酸者居多,贪食生冷则寒饮内停,嗜食酸咸肥甘则积痰生热,食海腥发物则脾失健运、痰浊内生。痰阻于肺,郁遏肺气,发为哮喘。由于个体素质的不同,对各类食物有一定的特异性。

(3)情志失和

以盛怒、焦急、过喜等情志改变诱发为主。忧思恼怒,情志内伤,肝失疏泄,气机壅滞,气不化津,聚而成痰;或暴怒伤肝,肝气亢盛,上侮肺金,肝气上逆于肺,肺气不得宣降上逆而发为哮喘。

(4)先天不足

幼儿哮证往往由于先天体弱所致，故又称“幼稚天哮”。

(5)病后体弱

幼年患麻疹、顿咳，或反复感冒、咳嗽日久等导致肺虚，肺气不足，阳虚阴盛，气不化津，痰饮内生；或阴虚阳盛，热蒸液聚，痰热胶固。

2.现代医学认识

哮喘的病因还不十分清楚，大多认为是与多基因遗传有关的变态反应性疾病，环境因素对其发病也起重要作用。

(1)遗传因素

哮喘是一种具有复杂性状的、具有多基因遗传倾向的疾病。哮喘患者亲属患病率高于群体患病率，并且亲缘关系越近，患病率越高；患者病情越严重，其亲属患病率也越高。

(2)诱发因素

环境因素在哮喘发病中也起到重要的诱发作用。相关的诱发因素较多，包括吸入性抗原(如尘螨、花粉、真菌、动物毛屑等)和各种非特异性吸入物(如二氧化硫、油漆、氨气等)、感染(如病毒、细菌、支原体或衣原体等引起的呼吸系统感染)、食物性抗原(如鱼、虾蟹、蛋类、牛奶等)、药物(如普萘洛尔、阿司匹林等)。精神因素、气候变化、运动、妊娠等都可能是哮喘的诱发因素。

二、临床表现与诊断

1.临床表现

(1)症状

与哮喘相关的症状有咳嗽、喘息、呼吸困难、胸闷、咳痰等。典型表现是发作性伴有哮鸣音的呼气性呼吸困难。严重者被迫采取坐位或呈端坐呼吸，干咳或咳大量白色泡沫痰，甚至出现发绀等。哮喘症状可在数分钟内出现，经数小时至数天，用支气管扩张药或自行缓解。早期或轻症患者多数以发作性咳嗽和胸闷为主要表现，这些表现缺乏特征性。哮喘的发病特征是：①发作性，当遇到诱发因素时呈发作性加重；②时间节律性，常在夜间及凌晨发作或加重；③季节性，常在秋冬季节发作或加重；④可逆性，平喘药通常能够缓解症状，可有明显的缓解期。认识这些特征，有利于哮喘的诊断与鉴别。

(2)体检

缓解期可无异常体征。发作期胸廓膨隆,叩诊呈过清音,多数有广泛的呼气相为主的哮鸣音,呼气延长。严重哮喘发作时常有呼吸费力、大汗淋漓、发绀、胸腹反常运动、心率增快、奇脉等体征。

(3)辅助检查

①血液常规检查:发作时可有嗜酸性粒细胞增高,但多数不明显,如并发感染可有白细胞增高,分类中性粒细胞比例增高。

②痰液检查:涂片在显微镜下可见较多嗜酸性粒细胞,可见嗜酸性粒细胞退化形成的尖棱结晶(Charcort-Leyden 结晶体)、黏液栓(Curschmann 螺旋)和透明的哮喘珠(Laennec 珠)。如合并呼吸道细菌感染,痰涂片革兰染色、细胞培养及药物敏感试验有助于病原菌的诊断及指导治疗。

③肺功能检查:缓解期肺通气功能多数在正常范围。哮喘发作时,由于呼气流速受限,表现为第 1 秒用力呼气量(FEV_1)、1 秒率($FEV_1/FVC\%$)、最大呼气中期流速(MMER)、呼出 50%与 75%肺活量时的最大呼气流量(MEF 50%与 MEF 75%)以及呼气峰值流量(PEFR)均减少。可有用力肺活量减少、残气量增加、功能残气量和肺总量增加,残气量占肺总量百分比增高。经过治疗后可逐渐恢复。

④血气分析:哮喘严重发作时可有缺氧,PaO_2 和 SaO_2 降低,由于过度通气可使 $PaCO_2$ 下降,pH 值上升,表现为呼吸性碱中毒。如重症哮喘,病情进一步发展,气道阻塞严重,可有缺氧及 CO_2 潴留,$PaCO_2$ 上升,表现为呼吸性酸中毒。如缺氧明显,可合并代谢性酸中毒。

⑤胸部 X 射线检查:早期在哮喘发作时可见两肺透亮度增加,呈过度充气状态;在缓解期多无明显异常。如并发呼吸道感染,可见肺纹理增加及炎症性浸润阴影。同时要注意肺不张、气胸或纵隔气肿等并发症的存在。

⑥特异性过敏原的检测:可用放射性过敏原吸附试验(RAST)测定特异性 IgE,过敏性哮喘患者血清 IgE 可较正常人高 2～6 倍。在缓解期可做皮肤过敏试验判断相关的过敏原,但应防止发生过敏反应。

2.诊断要点

(1)反复发作的喘息、呼吸困难、胸闷或咳嗽,多与接触变应原、冷空气、物理和化学性刺激、病毒性上呼吸道感染、运动等有关。

(2)发作时在双肺可闻及弥漫性以呼气相为主的哮鸣音,呼气相延长。

(3)用平喘药能明显缓解症状,或上述症状可自行缓解。

(4)除外其他疾病所引起的喘息、气急、胸闷和咳嗽。

(5)症状不典型者(如无明显喘息和体征),应按具体情况选择下列检查,下列三项中至少应有一项呈阳性,结合平喘治疗能明显缓解症状和改善肺功能,可以确定诊断。

①支气管激发试验:指采用特异性或非特异性刺激,观察气道的反应的程度,以判明气道反应高低的方法。通常组胺或乙酰甲胆碱吸入试验最常用且敏感性最高。吸入组胺累积量≤7.8μmol 或乙酰甲胆碱浓度≤8mg,肺通气功能(FEV_1)下降>20%者为气道高反应性,是支持支气管哮喘的有力证据,一般适用于通气功能在正常预计值的 60%或 60%以上的患者。

②支气管舒张剂试验:吸入试验和 2 周强化平喘治疗(包括糖皮质激素的使用前后肺通气功能比较:对已存在气道阻塞、通气功能在正常预计值的 60%以下者,测定吸入砂丁胺醇气雾剂 0.2mg,15min 或强化平喘治疗后,如口服强的松 20~40mg/d,2 周)的肺通气功能(FEV_1)的变化,改善>15%以上者,且绝对值增加≥200mL 为阳性,结合临床可以确诊。

③支气管哮喘运动激发试验:正常值试验不出现阳性反应。运动诱发的支气管哮喘,典型病例是在运动 6~10min、停止运动后 2~15min 出现阳性反应,支气管痉挛最为明显。

三、鉴别诊断

由于哮喘的临床表现并非哮喘特有,所以,在建立诊断的同时,需要除外其他疾病引起的喘息、胸闷和咳嗽。

1.心源性哮喘

心源性哮喘常见于左心衰竭,发作时的症状与哮喘相似,但心源性哮喘多有高血压、冠状动脉粥样硬化性心脏病、风心病和二尖瓣狭窄等病史和体征。阵发咳嗽,常咳出粉红色泡沫痰,两肺可闻及广泛的水泡音和哮鸣音,左心界扩大,心率增快,心尖部可闻及奔马律。胸部 X 射线检查时,可见心脏增大、肺淤血征,心脏 B 超和心功能检查有助于鉴别。若一时难以鉴别,可雾化吸入选择性 β_2 激动剂或注射小剂量氨茶碱,缓解症状后进一步检查,忌用肾上腺素或吗啡,以免造成危险。

2.喘息型慢性支气管炎

实际上为慢性支气管合并哮喘,多见于中老年人,有慢性咳嗽史,喘息长年存在,有加重期;有肺气肿体征,两肺可闻及水泡音。

3.支气管肺癌

中央型肺癌导致支气管狭窄或伴感染及类癌综合征,可出现喘鸣或类似哮喘样呼吸困难,肺部可闻及哮鸣音。但肺癌的呼吸困难及哮鸣症状进行性加重,常无诱因,咳嗽可有血痰,痰中可找到癌细胞,胸部X射线摄片、CT、MRI检查、纤维支气管镜检查常可明确诊断。

4.气管内膜病变

气管的肿瘤、内膜结核和异物等病变,引起气管阻塞时,可以引起类似哮喘的症状和体征。通过提高认识,及时做肺流量-容积曲线,气管断层X光摄片或纤维支气管镜检查,通常能明确诊断。

5.变态反应性肺浸润

见于嗜酸性粒细胞增多症、肺嗜酸粒细胞增多性浸润、多源性变态反应性肺泡炎等。致病原因为寄生虫、原虫、花粉、化学药品、职业粉尘等,多有接触史,症状较轻,可有发热等全身性症状。胸部X射线检查可见多发性、此起彼伏的淡薄斑片浸润阴影,可自行消失或再发。肺组织活检也有助于鉴别。

四、治疗

1.辨证治疗

(1)哮喘发作期

①寒哮

主症:呼吸急促,喉中哮鸣如水鸡声,痰白而黏或稀薄多沫,胸膈满闷如窒,面色晦滞带青,口不渴或渴喜热饮,舌苔白滑,脉浮紧。常兼风寒表证。

治法:温肺散寒,豁痰降气。

方药:射干麻黄汤化裁(射干10g、麻黄10g、生姜12g、细辛6g、五味子10g、清半夏10g、款冬花12g、紫菀10g、大枣5g、厚朴15g、白芥子10g、旋覆花12g)。亦可选用小青龙汤加减。

②热哮

主症:呼吸急促,喉中痰鸣有声,唇绀气粗,痰黄黏难出,咳吐不利,烦闷躁动,不能平卧,多汗,口渴喜饮,舌红苔黄,脉滑数。

治法:清热化痰,宣肺平喘。

方药:定喘汤合小陷胸汤加减(杏仁12g、黄芩12g、款冬花10g、麻黄10g、紫苏子12g、白果10g、桑白皮15g、清半夏10g,甘草6g、全瓜蒌15g、黄连6g、磁石

15g)。

(2)缓解期

①肺气亏虚

主症:正气不足,无力御邪,稍有不正之气来犯,即可发病。平素怯寒自汗,易患感冒,而每因感冒致哮喘发作,发作时呼吸无力,胸闷心慌,面白无华,口舌色暗,脉数而无力。

治法:补肺益气,固卫平喘。

方药:玉屏风散合生脉散加减(黄芪 30g、白术 15g、防风 6g、党参 15g、五味子 12g、麦冬 15g、诃子 12g、百合 15g、甘草 10g)。

②脾气亏虚

主症:素体不健,常有咳嗽,多痰,气短,纳差脘痞,倦怠乏力,大便不实,舌淡苔白,脉虚。

方药:芪苡四君子汤加减(黄芪 30g、薏苡仁 30g、党参 20g、白术 15g、云茯苓 15g、甘草 12g、陈皮 6g、半夏 12g、厚朴 15g、莱菔子 15g)。

③肾气亏虚

主症:久病哮喘,平素短气,动辄喘甚,伴见腰膝酸软,怯寒神倦,或盗汗,手足心热,舌红少津,脉细数。

治法:补肾纳气。

方药:金匮肾气丸加味(制附子 10g、肉桂 10g、熟地黄 24g、山药 30g、山茱萸 15g、泽泻 10g、牡丹皮 12g、茯苓 15g、磁石 30g)。

2.单验方

(1)罗汉果,每日 1 枚,煎服。

(2)瓜蒌 30g、绿豆 50g,煎汤口服。

3.中成药

(1)千金定吼丸:每次 1 丸,每日 1 次,用于哮喘急发,痰涎壅盛者。

(2)金水宝胶囊:每次 4 粒,每日 2～3 次,用于哮喘缓解期,肺肾气虚者。

(3)固本喘咳片:每次 4 片,每日 3 次,适用于虚喘。

4.针灸治疗

(1)发作期:取定喘、孔最、肾俞、肺俞、足三里、丰隆,每天取 1 组,10 天 1 个疗程。

(2)缓解期:取大椎、肺俞、肾俞、脾俞、足三里、太溪,诸穴皆用补法。

5.西医治疗介绍

治疗原则:清除病因,控制急性发作,防治并发症。

急性发作期治疗如下。

(1)拟肾上腺素药物治疗(包括非选择性的β肾上腺受体激动剂及选择性β_2肾上腺受体激动剂)

主要通过激动呼吸道β_2受体,激活腺苷酸环化酶,使细胞内的环磷腺苷(cAMP)含量增加,游离Ca^{2+}减少,支气管平滑肌松弛,发挥平喘作用。非选择性β肾上腺受体激动剂包括肾上腺素、麻黄碱、异丙肾上腺素等,因对α、β_1、β_2受体的多种效应,目前已被β_2受体兴奋剂所取代。以平喘为主的选择性β_2肾上腺受体激动剂,因缓解症状迅速,制剂应用方便,临床常用药品种类如下。

①沙丁胺醇(舒喘灵):每次2～4mg,口服,每日3次;或雾化剂、干粉剂吸入,每次0.1～0.2mg,24h内不超过8次,一般每喷一次约0.1mg。制止发作多选雾化剂,预防发作可口服。

②特布他林(博利康尼):每次2.5mg,口服,每日2～3次;其平喘作用2.5mg相当于25mg麻黄碱。气雾剂每次0.25～0.5mg,每日2～3次。

③奥西那林:对β_2受体选择作用不及舒喘灵。每次10～20mg,每日3～4次,口服;或气雾剂每次0.65～1.95mg,每日4～6次,每日最大量为7.8mg(喷吸12次)。

④克仑特罗:为强效选择性β_2受体激动剂。其松弛支气管平滑肌作用约为舒喘灵的100倍,故用药量极少,口服,每次20～40μg,每日3次。气雾吸入,每次10～20μg,每日3～4次。

⑤沙美特罗:为近来研制的长效β_2受体激动剂,一次用药其作用可持续12h。主要用于支气管哮喘夜间发作和运动性发作。

(2)茶碱类药物

①氨茶碱片:a.成人口服,每次0.1～0.2g,每日0.3～0.6g;极量每次0.5g,每日1g。b.小儿口服,每次按体重3～5mg/kg,每日3次。茶碱的毒性常出现在血清浓度为15～20μg/mL,特别是在治疗开始,早期多有恶心、呕吐、易激动、失眠等。当血清浓度超过20μg/mL,可出现心动过速、心律失常、血清中茶碱超过40μg/mL,可出现发热、失水、惊厥等症状,严重者甚至呼吸、心跳停止致死。

②氨茶碱注射液:a.成人静脉注射每次0.125～0.25g,每日0.5～1g,每次0.125～0.25g,用50%葡萄糖注射液稀释至20～40mL,注射时间不得短于10min。静脉滴注,每次0.25～0.5g,以5%～10%葡萄糖注射液稀释后缓慢滴注。注射给药,极量每次0.5g,每日1g。b.小儿静脉注射,按体重每次2～4mg/kg,以5%～25%葡萄糖注射液稀释后缓慢注射。

③氨茶碱缓释片：a.成人口服，每次 0.1g（1 片）至 0.2g（2 片），每日 0.3g（3 片）至 0.6g（6 片）；极量每次 0.5g，每日 1g。b.小儿口服，每次按体重 3～5mg/kg，每日 3 次。

④氨茶碱氯化钠注射液：静脉滴注，每次 0.25～0.5g，每日 0.5～1g，极量静脉滴注，每次 0.5g。如果病情较重，可用 50%葡萄糖 20～40mL 加入 0.25g 氨茶碱静脉推注，也可用 5%葡萄糖 250mL 加入氨茶碱 0.25g 静脉滴注。在静滴时应避免与维生素 C、去甲肾上腺素、四环素配伍。一般认为茶碱是通过抑制磷酸二酯酶，减少 cAMP 的水解来起作用。茶碱的疗效与其血药浓度有关，最佳治疗血浆浓度为 10～20mg/mL，但少数人只要＞5mg/mL 即可生效，血药浓度＞15mg/mL 时，则可出现毒副反应，血药浓度＞25mg/mL 为中毒浓度。可通过监测血浆或唾液茶碱浓度来调整用量。主要用于哮喘持续状态和发作期。

（3）抗胆碱类药物

抗胆碱类药物能抑制气道平滑肌 M 受体，阻止胆碱能神经兴奋所致的平滑肌收缩，与此同时，还可抑制节后胆碱神经兴奋引起的黏液分泌过多。临床常用溴化异丙托品 20～40μg 雾化吸入，每日 3～4 次。抗胆碱药与 β_2 受体激动剂联合使用，可明显增强舒张支气管的作用，作用时间也可以延长 1～1.5 倍。

（4）糖皮质激素

为当前哮喘的首选药品。糖皮质激素可以抗炎，能抑制气道炎症过程中的每一个环节。

①甲泼尼龙：是目前常用的药品，多用于哮喘持续状态，一般用量为 40～80mg。

②地塞米松：可用 10～20mg 加入 500mL 液体中静滴，继而改为 0.75～1.5mg 口服，每日可用 2～3 次。

为了减少骤停激素引起的反跳现象，所以要采取逐步减量的方法。

（5）祛痰

①溴己新每次 8～16mg，口服；氨溴索 15～30mg，口服。

②雾化吸入：可用 α-糜蛋白酶 4000U 加入生理盐水 20mL 中雾化吸入。

五、预后

哮喘的转归和预后与疾病的严重程度有关，更重要的是与正确的治疗方案有关。多数患者经过积极系统的治疗后，能够达到长期稳定。尤其是儿童哮喘，通过积极而规范的治疗后，临床控制率可达95%。青春期后超过50%的患者完全缓解，无需用药治疗。个别病情重，气道反应性增高明显，或合并有支气管扩张等疾病，治疗相对困难。个别病人长期反复发作，易发展为肺气肿、肺源性心脏病，最终导致呼吸衰竭。从临床角度来看，不规范和不积极的治疗，使哮喘长期反复发作是影响预后的重要因素。

六、预防调摄

支气管哮喘是因支气管痉挛，黏膜水肿，分泌物增多而引起支气管阻塞的过敏性疾病，其诱发因素除粉尘、花粉，或冷空气、油烟、化学性气味等之外，饮食不宜也常常导致哮喘发作。

减少室内其他产生异体蛋白的来源，如室内要避免潮湿、阴暗，减少霉菌的滋生；避免种植一些有花植物，特别是春季等花粉飘扬的高峰季节宜关闭门窗。

室内不要喂养各种宠物，因猫、狗、鸟类等宠物的皮毛、皮屑、分泌物及排泄物均有可能作为过敏原而导致哮喘发作。陈旧的羽毛和羊毛也常引起过敏。

一些昆虫(主要是蟑螂)的排泄物也可引起哮喘发作，有人认为蟑螂是引起华东地区哮喘发作的主要过敏原。

饮食宜清淡，忌食刺激性食物。摄入充足的蛋白质和铁，应多吃瘦肉、动物肝脏、豆腐、豆浆等；宜多吃新鲜菜和水果。忌食海腥肥腻及易产气食物，鱼虾、肥肉等食物易助湿生痰，产气食物如韭菜、地瓜等，对肺气宣降不利，故均应少食或不食。

第二章　循环系统疾病

第一节　心力衰竭

心力衰竭（HF）是指各种心脏结构或功能性疾病导致心室充盈及（或）射血能力受损而引起的一组综合征。由于心室收缩功能下降射血功能受损，心输出量不能满足机体代谢的需要，器官、组织血液灌注不足，同时出现肺循环和（或）体循环淤血，临床表现主要是呼吸困难和无力而致体力活动受限和水肿。某些情况下心肌收缩力尚可使射血功能维持正常，但由于心肌舒张功能障碍左心室充盈压异常增高，使肺静脉回流受阻，而导致肺循环淤血。后者常见于冠心病和高血压心脏病心功能不全的早期或原发性肥厚型心肌病等，称为舒张期心力衰竭。心功能不全或心功能障碍理论上是一个更广泛的概念，伴有临床症状的心功能不全称为心力衰竭，而有心功能不全者，不一定全是心力衰竭。

各种心血管疾病由于心脏长时间负荷过重，心肌损伤及收缩力减弱，而导致心力衰竭。按其发展过程可分为急性和慢性心力衰竭两种，但根据其临床症状表现又可分为左心衰竭、右心衰竭和全心衰竭。本节重点讨论慢性心力衰竭。

慢性心力衰竭（CHF）是大多数心血管疾病的最终归宿，也是最主要的死亡原因。根据我国2003年的抽样统计成人心力衰竭患病率为0.9%；据美国心脏病学会（AHA）2005年的统计报告，全美约有500万心力衰竭患者，心力衰竭的年增长数为55万。引起CHF的基础心脏病的构成比，我国过去以风湿性心脏病为主，但近年来其所占比例已趋下降而高血压、冠心病的比例明显上升。据上海市的一项统计1980年CHF的病因，风湿性心脏病为46.8%占首位，至2000年仅为8.9%退居第三位，而冠心病、高血压病已跃居第一位和第二位。

根据心力衰竭的临床症状特点，可归属于中医学“心悸”“怔忡”“喘证”“痰饮”“水肿”“心痹”等病辨证论治。

一、病因、发病机制与病理

（一）病因与发病机制

1.基本病因

(1)原发性心肌损害

①缺血性心肌损害:冠心病心肌缺血和(或)心肌梗死是引起心力衰竭的最常见的原因之一。

②心肌炎和心肌病:各种类型的心肌炎及心肌病均可导致心力衰竭,以病毒性心肌炎及原发性扩张型心肌病最为常见。

③心肌代谢障碍性疾病:以糖尿病心肌病最为常见,其他如继发于甲状腺功能亢进或减低的心肌病,心肌淀粉样变性等。

(2)心脏负荷过重

①压力负荷(后负荷)过重:见于高血压、主动脉瓣狭窄、肺动脉高压、肺动脉瓣狭窄等左、右心室收缩期射血阻力增加的疾病。为克服增高的阻力,心室肌代偿性肥厚以保证射血量。持久的负荷过重,心肌必然发生结构和功能改变而终至失代偿,心输出量下降。

②容量负荷(前负荷)过重:见于以下两种情况:a.心脏瓣膜关闭不全,血液反流,如主动脉瓣关闭不全、二尖瓣关闭不全等;b.左、右心或动静脉分流性先天性心血管病如间隔缺损、动脉导管未闭等。此外,伴有全身血容量增多或循环血量增多的疾病如慢性贫血、甲状腺功能亢进症等,心脏的容量负荷也必然增加。容量负荷增加早期,心室腔代偿性扩大,心肌收缩功能尚能维持正常,但超过一定限度心肌结构和功能发生改变即出现失代偿表现。

2.诱因

(1)感染

心脏病患者有肺淤血,容易发生肺部感染。发热、咳嗽等都可增加心脏的负担,且毒素能损害心肌。所以肺部感染是最常见最重要的诱因。另外风湿热可直接损害心肌,是引起心力衰竭的原因之一。病毒性心肌炎一旦并发感染性心内膜炎,将进一步损害瓣膜及增加心脏负担,促发心力衰竭。

(2)体力劳动、情绪及气候

长期过度劳累或情绪波动可加重心脏负担而诱发心力衰竭。气候突然变化,如寒冷、酷热及潮湿亦可引发本病。

(3)治疗不当及摄钠过多

心力衰竭患者经治疗症状缓解后,未作善后调治,患者自动减少或放弃洋地黄及放宽控制盐的摄入,一旦病症复发又大量服用洋地黄,产生洋地黄中毒,两者都是引起心力衰竭的重要原因。

(4)心律失常

器质性心脏病常可引起心律失常,尤其是心动过速及过缓都会增加心脏负担,影响心脏排血量,房性心动过速时可减少心室充盈。心室率快的心房颤动可使心输出量减少。特别是在高血压、二尖瓣狭窄及肥厚性主动脉瓣狭窄等时,丧失心房收缩的危害性更大。

(5)其他

原有心脏病变加重或并发其他疾病如冠心病发生心肌梗死,风湿性心瓣膜病出现风湿活动,合并甲状腺功能亢进或贫血等。

(二)病理

当各种原因致心肌收缩力减退或负荷过重时,机体通过神经内分泌或心血管系统进行代偿,从而产生一系列变化。

1.机体的代偿反应

左心功能不全时,每搏输出量与心输出量减少,机体全面启动神经体液机制进行代偿,首先是交感神经—肾上腺素能活性增加,促使血浆儿茶酚胺水平增加,从而引起一系列变化,如心率增快、心肌收缩力增强、静脉收缩、回心血量增多,通过Frank-Starling定律增加心搏量,以及肾素—血管紧张素系统激活,使心肌收缩力增强,周围小动脉收缩,维持动脉压保证重要器官的血供。然而,上述调节虽在心力衰竭初期尚能代偿,使心泵血功能得以维持,但在代偿过程中潜在着使前后负荷增加的不利因素。

2.心脏的代偿反应

心功能不全时心脏的代偿反应包括心肌肥厚与心腔扩大。长期的心脏负荷过重可引起心室肥厚,心肌收缩单位增多,心脏收缩功能增强,而每个单位的负荷却不增加,心室壁增厚而张力不增加,通过这一缓慢的代偿过程,可使心脏在较长时间里有效地维持泵血功能。但是,肥厚的心肌能量相对缺乏,血供相对不足,以致发生一系列生化改变而导致机械功能异常。心肌肥厚时,心肌顺应性减低,加之能量缺乏,心脏舒张功能出现障碍,持续负荷过重,心肌纤维变性进而引起死亡,使残缺的心肌细胞所承受的负荷更重,如此形成恶性循环,促使心力衰竭呈进行性恶化。

（三）中医病因病机

心力衰竭的产生，多因心病久延，体质虚弱，尤其是心之气血阴阳亏损，致脏腑功能失调。在此基础上，每因感受外邪，情志失调，饮食不节，劳倦过度，妊娠，分娩等而诱发。

1.心病久延

由于久病不愈，先天禀赋不足，后天多种因素损及于心，致使心之气血阴阳受损。心为君主之官，心病则五脏六腑皆摇，致五脏衰弱而出现心力衰竭之症。心主血脉，心神志，心病则血脉不通，心失所养则心悸怔忡。心病及肺，肺脉瘀阻，气道壅塞，或因肺气虚弱，则现咳逆气喘，咳痰咯血。心病及脾，脾阳不振，水湿泛渍，则肢体水肿，纳呆腹胀，乏力倦怠。心病及肝，肝失疏泄，气滞血瘀，可见胁下癥瘕，唇青甲紫，青筋显露。心病及肾，肾阳衰微，水饮内停，外溢肌肤为肿，上凌心肺则致心悸、喘咳、不得卧。

2.外感时邪

素有心疾，心气耗损，营血不周致心脉瘀阻，复感六淫之邪，机体无力抵御，邪气不能驱除，内舍于心，进一步损伤心气，心脉瘀阻而诱发本病。

3.情志失调

情志忧伤，致肝气郁结，气滞则血瘀。木不疏土，脾运失职则痰湿内生。气郁化火，炼津成痰，痰湿阻滞脉络而诱发本病。

4.饮食不节

过食肥甘厚腻或暴饮暴食，损伤脾胃，脾失健运，痰浊内泛，气血少生，血虚心脉失养，痰浊阻滞经脉而诱发本病。

5.劳倦、妊娠、分娩

劳倦过度，损伤心脾，气血不足则心悸，动则气喘；耗气伤肾，肾不纳气则短气喘促。妊娠、分娩，耗血动气，损伤心肾之阴阳，均可诱发本病。

总之，心力衰竭病位在心，累及肺脾肾脏，初病多见心肺气虚，动则气促心悸；渐及脾肾，由气及阳，阳虚则鼓动无力，血脉停滞；脾虚不运，肾不化水，水饮内停，泛于肌肤而为肿，上凌心肺则发心悸气喘；终致心肾衰竭，阴尽阳脱而成危候。部分患者在发病的不同阶段，可有气虚兼阴虚，但其基本病理变化总以气（阳）虚为特点。血不流则成瘀，水不化则成饮，血瘀多由气虚而成，水饮则由阳虚所致。血水相关，瘀饮互化，相兼为患，因虚致实，故标实当以瘀血、水饮为主。由于正虚邪实互为影响，导致心力衰竭日渐加重。

二、临床表现

根据心力衰竭的临床表现,可将其分为左心衰竭、右心衰竭和全心衰竭三种类型。临床上左心衰竭最为常见,单纯右心衰竭较少见。左心衰竭后继发右心衰竭而致全心衰者,以及由于严重广泛心肌疾病同时波及左、右心而发生全心衰者临床上更为多见。

(一)左心衰竭

1.症状

左心衰竭以肺淤血及心输出量降低表现为主,临床主要表现为:呼吸困难(劳力性呼吸困难、端坐呼吸、夜间阵发性呼吸困难),咳嗽,咯血,咳吐泡沫样稀薄黏痰或粉红色泡沫痰,疲倦,头晕,心慌乏力,少尿。

2.体征

(1)心脏体征

一般都有心脏扩大,以左心室增大为主,心尖搏动向下移位,舒张早期奔马律,肺动脉瓣区第二心音亢进,第二心音分裂,心力衰竭早期可有交替脉,在心尖部可听到收缩期粗糙的吹风样杂音,口唇、耳垂及四肢末端发绀。

(2)肺部体征

两侧肺底可闻及湿性啰音,阵发性呼吸困难发作时,并可闻及哮鸣音,急性肺水肿时,两肺可闻及粗糙湿性啰音,部分患者可发生胸腔积液。

(二)右心衰竭

1.症状

右心衰竭是以体静脉淤血的表现为主,临床主要表现为:劳力性呼吸困难,腹胀,食欲不振,恶心,呕吐。

2.体征

(1)心脏体征

心脏向两侧扩大,可有功能性三尖瓣收缩期杂音,右心室舒张早期奔马律,心前区抬举样搏动,多数伴有窦性心动过速。

(2)颈静脉怒张

颈静脉充盈为右心衰的早期征象,颈静脉搏动在取45度斜位时明显;肝—颈静脉回流征阳性。

(3)肝脏肿大和压痛

为右心衰最重要和较早出现的体征之一,肝大以剑突下明显。

(4)水肿

为下垂性凹陷性水肿,水肿一般起于踝部,严重者可出现胸腔积液、腹腔积液。心包少量积液。

(三)全心衰竭

左、右心衰竭的症状、体征可同时存在,但多数患者是以一侧心力衰竭为主要表现。由于右室壁较左室壁薄,易于扩张,故全心衰时右心衰竭的表现常比左心衰竭明显。

(四)心力衰竭分级

心力衰竭根据其临床表现,可按美国心脏病协会(NYHA)分级法,将心功能分为4级。

Ⅰ级:一般体力活动不受限制,不出现疲劳、乏力、心悸、呼吸困难,以及心绞痛等症状,无心力衰竭体征。

Ⅱ级:体力活动稍受限制,休息时无症状,但中等体力活动时即出现上述症状及体征。

Ⅲ级:体力活动明显受限制,休息时无症状,但轻微体力活动时即出现上述症状,卧床休息后症状好转,但不能完全消失。

Ⅳ级:不能做任何体力活动,休息时仍可有上述症状及明显的心力衰竭体征。

三、实验室检查及其他检查

(一)X线检查

1.心脏扩大

突然左心室增大常提示为心肌收缩功能不全性心力衰竭。心影增大的程度取决于原来的心血管疾病,并可根据其变化特点,进一步确定引起左心衰的原发疾病。

2.肺部异常

(1)一般胸部X线检查常可发现肺血管纹理增粗,包括两上肺的肺静脉阴影显著,右或左中心肺动脉扩张肺间质密度增深,叶间渗出和Kerley B线。

(2)心力衰竭晚期可有胸腔积液,急性肺水肿时整个肺野模糊。若心包积液时可使心脏阴影普遍性增大。

（二）心电图检查

1.左心衰竭

心电图检查可发现左室肥大劳损，心动过速或其他心律失常及急性心肌梗死等改变。但多为引起左心衰竭的原发病表现，并非引起左心衰竭的直接征象。心电图上 V_1 导联的 P 波终末向量（PTF-V_1）是反应左心功能减退的良好指标，在无左房室瓣狭窄时，若 PTF-V_1＜－0.03mm·s，提示早期左心衰竭的存在。

2.右心衰竭

心电图可发现右心肥厚或伴劳损，若右心衰竭系继发于左心衰竭则有双侧心室肥厚表现。此外，常有低电压及心律失常等变化。

（三）超声心动图

能直接观察心内结构与功能变化，是一项心血管疾病诊断和血流动力学监测非常有效的诊断技术。通过超声心动图能确定引起心力衰竭的基本心脏疾病，能证实心功能不全，区分心包积液和普遍性心脏肥大。

（四）有创性血流动力学检查

对心功能不全患者目前多采用漂浮导管在床边进行，经静脉插管直至肺小动脉，测定各部位的压力及血液含氧量，计算心排血指数（CI）及肺小动脉楔压（PCWP），直接反映左心功能，正常时 CI＞2.5L/（min·m^2）；PCWP＜1.60kPa（12mmHg）。

（五）放射性核素检查

放射性核素心血池显影，除有助于判断心室腔大小外，以收缩末期和舒张末期的心室影像的差别计算 EF 值，同时还可以通过记录放射活性—时间曲线计算左心室最大充盈速率以反映心脏舒张功能。

四、诊断

心力衰竭的诊断是综合病因、病史、症状、体征及客观检查而作出的。首先应有明确的器质性心脏病的诊断。心力衰竭的症状体征是诊断心力衰竭的重要依据。疲乏、无力等由于心输出量减少的症状无特异性，诊断价值不大，而左心衰竭的肺淤血引起不同程度的呼吸困难，右心衰竭的体循环淤血引起的颈静脉怒张、肝大、水肿等是诊断心力衰竭的重要依据。

五、鉴别诊断

左心衰竭主要与肺部疾患所引起的呼吸困难相鉴别，右心衰竭主要和非心源性肺水肿相鉴别。

1.支气管哮喘

多有慢性、阵发性和季节性发作的病史，可自行缓解，心脏无特殊异常体征，肺部以哮鸣音为主。而左心衰竭则有心血管疾病的病史和体征，肺部除有哮鸣音外，常以湿性啰音为主。

2.渗出性心包炎

除有颈静脉怒张、肝肿大、水肿及腹腔积液外，尚有心尖搏动减弱或消失，心浊音界可随体位的变动而变化，心音轻而遥远，奇脉等。X线、心电图、超声波检查有助于鉴别。

3.肝硬化水肿

患者无心脏病既往史，检查时心脏不扩大，无心脏病理性杂音，肺部无湿性啰音，无颈静脉怒张，重者可见腹壁静脉怒张及蜘蛛痣，常有明显的脾肿大，外周水肿不如心脏病显著，肝功能多有明显改变。

六、治疗

（一）西医治疗

1.治疗原则和目的

从建立心力衰竭分期的观念出发，心力衰竭的治疗应包括防止和延缓心力衰竭的发生；缓解临床心力衰竭患者的症状，改善其长期预后和降低死亡率。为此，必须从长计议，采取综合治疗措施，包括对各种可导致心功能受损的危险因素如冠心病、高血压、糖尿病的早期治疗；调节心力衰竭的代偿机制，减少其负面效应如拮抗神经体液因子的过分激活，阻止心肌重塑的进展；对临床心力衰竭患者，除缓解症状外，还应达到以下目的：①提高运动耐量，改善生活质量；②阻止或延缓心肌损害进一步加重；③降低死亡率。

2.病因治疗

积极防治引起心力衰竭的基本原因与诱发因素，如感染、严重性贫血引起的心力衰竭，必须在其原发病得到控制和纠正后才能痊愈。高血压性心脏病引起的心力衰竭，可用降压药物得到改善。伴有阵发性心动过速或心房颤动等心律失常引起的心力衰竭，常在心率减慢或恢复窦性心律后得到改善或痊愈。

3.减轻心脏负荷

(1)注意休息

休息是减轻心脏负荷的主要方法，轻度心力衰竭时，限制体力活动即可，重度心力衰竭则需卧床休息，减少肌肉活动及全身氧的消耗，减慢心率，减少静脉回流，从而减轻心脏负担。

(2)控制钠盐的摄入

这是减轻或消除水肿的重要方法之一，对轻度心力衰竭患者，可给予低盐饮食，但对明显水肿或严重心力衰竭患者，必需严格控制钠盐摄入，每日可限制在2～5g之间。同时给予易消化及避免引起胀气的食物，少吃油腻。

(3)吸氧

对有缺氧表现或伴有肺炎、急性肺水肿、急性肺梗塞及急性心肌梗死所致的心力衰竭，多有明显发绀，应给予氧气吸入治疗。

(4)利尿

利尿剂可减轻外周和内脏水肿，减轻心脏前后负荷，增加心输出量，改善心功能，缓解心力衰竭，起到间接的强心作用。常用利尿剂有以下几种。

①噻嗪类利尿剂：适用于各种慢性心力衰竭的轻、中度水肿及高血压心脏病伴有心力衰竭者，与洋地黄合用利水作用较好；双氢氯噻嗪，每次25mg，每日2次；环戊氯噻嗪，每次0.25mg，每日2次；氯噻酮，每次100mg，隔日1次。

②袢利尿剂：适用于难治性心力衰竭的顽固性水肿，急性肺水肿，严重心力衰竭伴代谢性酸中毒，重度全心衰竭伴心源性肝硬化等；呋塞米，每次20～40mg，每日1～2次；或20～40mg静脉注射、肌内注射或静脉滴注；依他尼酸(利尿酸)，每次25～50mg，每日1～2次，或25～50mg静脉注射。

③保钾利尿剂：螺内酯，适用于难治性心力衰竭伴有严重水肿的患者，一般用量为20mg，每日3～4次；氨苯喋啶，利尿作用较弱，常与噻嗪类利尿剂合用，通常用量为每日150～300mg，分2～3次服用。

(5)血管扩张剂

①硝普钠：适用于急性左心衰与肺水肿、难治性心力衰竭，扩张型心肌病合并心力衰竭等，一般每日用50～200mg，最大剂量为900mg。

②硝酸甘油：每次含化0.3mg，最高剂量每次0.9mg；静脉滴注适用于危重病例，最初剂量为10μg/min，无效时每5～10分钟增加剂量1次，每次增加5～

10μg/min，最高剂量 200μg/min。

③二硝酸异山梨醇酯（消心痛）：适用于各种心脏病引起的急、慢性心力衰竭，口服初始剂量为 5mg，可渐增至每次 20～40mg，每 4～6 小时 1 次。

④苄胺唑啉：适用于急性心肌梗死并发左心衰竭，其他各种心脏病所致的左心衰竭和肺水肿、心源性休克，肺心病、难治性心力衰竭等。临床多以静脉滴注为主，常用量为 0.3mg/min。可与多巴胺、多巴酚丁胺或阿拉明联合应用；酚妥拉明 40～80mg加多巴胺 40～80mg 或阿拉明 20～40mg 溶于 5%～10%葡萄糖 500mL 内，以 1～2mL/min 静脉滴注。

4.增强心肌收缩力

(1)合理应用洋地黄类药物

①作用机制：洋地黄通过对心肌细胞膜上钠—钾 ATP 酶的抑制作用，使内流的钙离子增多。同时可直接或通过迷走神经间接地降低窦房结的自律性或在心房纤颤时延缓房室传导而减慢心率。对心肌的耗氧量并不增加或可降低。

②适应证和禁忌证。

a.适应证：洋地黄适用于各种充血性心力衰竭，对伴有快速室率性心房颤动的心力衰竭效果特别显著。心脏病心肌收缩功能不全伴有心脏明显扩大者也可应激使用。对室上性快速心律失常者也有较好的疗效。

b.禁忌证：以下几种心脏病合并心力衰竭时应慎用或不用洋地黄：预激综合征伴心房颤动或扑动，Ⅱ度或高度房室传导阻滞，肥厚型心肌病而无心房颤动或明显心力衰竭者，单纯性重度二尖瓣狭窄伴窦性心律者，低血钾症所致的心律失常。

③洋地黄制剂的分类：根据制剂发生作用的速度和作用时间的长短，可将洋地黄制剂分为三大类：

a.速效作用类：常用的有毛花苷丙（西地兰）、毒毛旋花子苷 K、铃兰毒苷。

b.中效作用类：常用的有地高辛、甲地高辛、强心灵。

c.慢性作用类：常用的有洋地黄毒苷。

④给药方法：目前常用两种方法。

a.负荷量加维持量法：适用于心力衰竭重而需尽快控制，且在两周内未用过洋地黄者，可在短期内（1～3 天）给予负荷量以取得最好的疗效，以后每日用维持量补充排泄所丢失的药量，借以维持疗效。常用西地兰或毒毛旋花子苷 K。西地兰首剂用 0.4～0.8mg，以 25%葡萄糖 20mL 稀释后缓慢静脉注射，以后隔 2～4 小时给 0.2～0.4mg，直至负荷量（24 小时达 1.0～1.6mg）。

b.单剂量应用法：即是每日给予 1 次固定的地高辛，每日 0.25～0.5mg，药物在体内逐渐蓄积，经过6～8天，蓄积的地高辛即可达一个稳定水平，若每日仍按此固定剂量给药，体内的蓄积量即不再明显增加。这种给药方法适用于病情不太急，允许在3～5天内控制的心力衰竭患者。

⑤不良反应：常见的有胃肠道反应，如食欲减退，恶心呕吐等；心脏方面的表现主要是心律失常，临床上所见到的各种心律失常均可出现，最常见的有室性期前收缩二联律；神经系统的表现主要有头痛、忧郁、无力及黄视或绿视等。

(2)非洋地黄类正性肌力药

①肾上腺能受体兴奋剂，如多巴胺及多巴酚丁胺。

②磷酸二酯酶抑制剂，如氨力农、米力农等。

5.肾素—血管紧张素—醛固酮系统抑制剂

(1)血管紧张素转换酶抑制剂

血管紧张素转换酶(ACE)抑制剂用于心力衰竭时，其主要作用机制为：①抑制肾素血管紧张素系统(RAS)，除对循环RAS的抑制可达到扩张血管，抑制交感神经兴奋性的作用，更重要的是对心脏组织中的RAS的抑制，在改善和延缓心室重塑中起关键的作用；②抑制缓激肽的降解可使具有血管扩张作用的前列腺素生成增多，同时亦有抗组织增生的作用。总之，通过ACE抑制剂除了发挥扩管作用改善心力衰竭时的血流动力学、减轻淤血症状外，更重要的是降低心力衰竭患者代偿性神经—体液的不利影响，限制心肌、小血管的重塑，以达到维护心肌的功能，推迟充血性心力衰竭的进展，降低远期死亡率的目的。

近年来国外已有不少大规模临床试验均证明即使是重度心力衰竭应用ACE抑制剂可以明显改善远期预后，降低死亡率。提早对心力衰竭进行治疗，从心功能尚处于代偿期而无明显症状时，即开始给予ACE抑制剂的干预治疗是心力衰竭治疗方面的重要进展。

ACE抑制剂目前种类很多，长效制剂每日用药1次可提高患者的依从性。卡托普利为最早用于临床的含巯基的ACE抑制剂，用量为12.5～25mg，每日2次；贝那普利半衰期较长，并有1/3经肝脏排泄，对有早期肾功能损害者较适用，用量为5～10mg，每日1次；培哚普利亦为长半衰期制剂，可每日用1次2～4mg。其他尚有咪达普利、赖诺普利等长效制剂均可选用。对重症心力衰竭在其他治疗配合下从极小量开始逐渐加量，至慢性期长期维持终生用药。ACE抑制剂的副作用有低血压、肾功能一过性恶化、高血钾及干咳。临床上无尿性肾衰竭、妊娠哺乳期女性及对ACE抑制药物过敏者禁用本类药物。双侧肾动脉狭窄、血肌酐水平明显升高(>225μmol/L)、高血钾(>5.5mmol/L)及低血压者亦不宜应用本类药物。

(2)血管紧张素受体阻滞剂(Abs)

其阻断 RAS 的效应与 ACE 抑制剂相同甚至更完全,但缺少抑制缓激肽降解作用,其治疗心力衰竭的临床对照研究的经验尚不及 ACE 抑制剂。当心力衰竭患者因 ACE 抑制剂引起的干咳不能耐受者可改用 Abs,如坎地沙坦、氯沙坦、缬沙坦等。与 ACE 抑制剂相关的副作用,除干咳外均可见于应用 Abs 时,用药的注意事项也类同。

6.醛固酮受体拮抗剂的应用

螺内酯等抗醛固酮制剂作为保钾利尿药,在心力衰竭治疗中的应用已有较长的历史。近年来的大样本临床研究证明小剂量(亚利尿剂量,20mg,1~2 次/日)的螺内酯阻断醛固酮效应,对抑制心血管的重构、改善慢性心力衰竭的远期预后有很好的作用。对中重度心力衰竭患者可加用小剂量醛固酮受体拮抗剂,但必须注意血钾的监测。对近期有肾功能不全,血肌酐升高或高钾血症以及正在使用胰岛素治疗的糖尿病患者不宜使用。

7.β 受体阻滞剂的应用

从传统的观念来看 β 受体阻滞剂以其负性肌力作用而禁用于心力衰竭。但现代的研究表明,心力衰竭时机体的代偿机制虽然在早期能维持心脏排血功能,但在长期的发展过程中将对心肌产生有害的影响,加速患者的死亡。代偿机制中交感神经激活是一个重要的组成部分,而 β 受体阻滞剂可对抗交感神经激活,阻断上述各种有害影响,其改善心力衰竭预后的良好作用大大超过了其有限的负性肌力作用。为此,20 世纪 80 年代以来不少学者在严密观察下审慎地进行了 β 受体阻滞剂治疗心力衰竭的临床验证,迄今有超过 20 项安慰剂对照的大规模临床研究证实了 β 受体阻滞剂治疗缺血性或非缺血性心肌病 CHF,与对照组相比其结果证实患者不仅可以耐受用药,还可以明显提高运动耐量降低死亡率。目前,认为在临床上所有有心功能不全且病情稳定的患者均应使用 β 受体阻滞剂,除非有禁忌或不能耐受。应用本类药物的主要目的并不在于短时间内缓解症状,而是长期应用达到延缓病变进展减少复发和降低猝死率的目的。进一步的研究是 β 受体阻滞剂的制剂选择问题,美托洛尔、比索洛尔等选择性阻滞 β 受体无血管扩张作用;卡维地洛作为新的非选择性并有扩张血管作用的 β 受体阻滞剂,用于心力衰竭治疗,大规模临床试验其结果均显示可显著降低死亡率。由于 β 受体阻滞剂确实具有负性肌力作用,临床应用仍应十分慎重。应待心力衰竭情况稳定已无体液潴留后,首先从小量开始,美托洛尔 12.5mg/天、比索洛尔1.25mg/天、卡维地洛 6.25mg/天,逐渐增加剂量,适量长期维持。临床疗效常在用药后 2~3 个月才出现。β 受体阻滞剂的禁忌证为支气管痉挛性疾病、心动过缓、二度及二度以上房室传导阻滞。

(二)中医辨证论治

1.辨证要点

(1)辨病证

心力衰竭因其发病的阶段与程度之不同,其临床表现也不尽相同。若以心中悸动不安为主者,则辨证属“心悸、怔忡”;若以呼吸困难、喘促不得平卧为主者,则辨证属“喘证”;若以下肢水肿、尿少为主者,则辨证属“水肿”。一般心力衰竭较严重者,以上症候悉具,故其辨证当属“心悸”“喘证”“水肿”诸病证范畴,而侧重以“水肿”论治。

(2)辨虚实

本病病理过程较为复杂,因虚致实,正虚邪实互相影响,相兼为病,故多属本虚标实之证。本虚以气(阳)虚为主,标实为瘀血、水饮。因此,临证当分辨标本缓急,虚实轻重。一般初病或久病急性发作多以邪实为主;久病不愈,时轻时重,遇劳或感邪即发,则以正虚为主。

(3)辨阴阳

若病情进一步发展,出现反复水肿时,辨证当分阴水、阳水。凡水肿从眼睑而起,继而漫及面部、四肢及全身,兼有表、热、实证者,按阳水论治;水肿从下肢而起,渐及腹部,腰以下为甚,兼有里、虚、寒证者,则按阴水论治。

2.治疗原则

本病的治疗,应根据其气(阳)虚为本及其正虚邪实相兼为病的病机特点,以补益心气,温通心阳为基本治则,并须结合活血化瘀、利水化饮等法,正邪兼顾,标本同治。

3.常见症候辨证论治

(1)心肺气虚

主要症候:心悸怔忡,胸闷气短,咳嗽喘促,自汗,纳呆,神疲乏力,舌淡或青紫,苔薄白,脉弱无力或结代。

病机:久病体虚,损伤心肺,阳气不足,血运迟缓。

治法:益气养心。

主方:养心汤合补肺汤。

方药分析与运用:方中以人参、五味子、黄芪补心肺之气;熟地、当归、川芎养血活血;紫菀、桑白皮化痰清利肺气;肉桂、半夏温中健脾,助气血生化之源;茯苓、远志、酸枣仁、柏子仁、茯神养血安神。若心气虚甚者,以养心汤为主;肺气不足,咳嗽、喘促明显者以补肺汤为主；若胸闷痛甚者加丹参、赤芍药、郁金、降香等活血化瘀；汗出甚者加浮小麦、龙骨、牡蛎等养心敛汗。

（2）气虚血瘀

主要症候：心悸怔忡，胸闷或痛，咳嗽气促，两颧暗红，口唇青紫，水肿尿少，舌质紫暗或有瘀斑，脉涩或结代。

症候病机：心气亏虚，气虚血瘀，水湿内停。

治法：益气活血佐以行水消肿。

主方：补阳还五汤合五苓散。

方药分析与运用：方中黄芪补脾胃之气，助心气以行血脉；当归、芍药养血活血；川芎、桃仁、红花活血祛瘀；地龙通经活络；猪苓、茯苓、泽泻淡渗利湿消肿；白术健脾运化水湿；桂枝温通助阳通利水湿。若气虚明显，短气乏力者加人参以补气；胸痛者加延胡索、郁金、田七以活血祛瘀止痛；水肿甚，尿量少者加车前子、五加皮以利水。

（3）心肾阳虚

主要症候：心悸气短，形寒肢冷，面色苍白，神疲纳呆，尿少水肿，腰以下肿甚，舌淡，苔白，脉沉细或结代。

病机：心病及肾，心肾阳虚，水湿泛溢。

治法：温阳利水。

主方：真武汤合五苓散。

方药分析与运用：方中炮附子大辛大热，温肾助阳，化气行水；生姜既助附子温阳祛寒，又伍猪苓、茯苓、泽泻温化利湿消肿；白术健脾以运化水湿；白芍药养阴利尿；桂枝助膀胱气化。若气虚甚者加人参、黄芪以补气；阴寒过盛加肉桂以温肾阳；水肿甚者加北五加皮以利水消肿。

（4）痰饮阻肺

主要症候：心悸气短，咳嗽喘促，不能平卧，咯吐白痰或泡沫样痰，尿少水肿，腹胀纳呆，苔白腻，脉弦滑。

病机：阳虚不运，水饮内停，上凌心肺。

治法：泻肺逐饮。

主方：小青龙汤合葶苈大枣泻肺。

方药分析与运用：方中麻黄、桂枝走表以宣肺平喘；细辛、干姜温化痰饮；半夏止咳化痰；芍药、五味子、甘草调和诸药，以防温燥伤阴损及正气；葶苈子泻肺逐水，下气平喘；大枣健脾益气以助行水消肿。若兼有气虚者加人参、黄芪以补气；若形寒肢冷者，加附子以温阳散寒。

(5)阳气欲脱

主要症候：心悸不宁，喘息气促，呼多吸少，不能平卧，面色晦暗，张口抬肩，大汗淋漓，烦躁不安，四肢厥冷，尿少水肿，舌质紫暗，苔少脉微欲绝。

病机：久病不愈，真阳衰败，阳气欲脱。

治法：益气回阳固脱。

主方：参附龙骨汤。

方药分析与运用：方中人参大补元气；炮附子、干姜回阳救逆；生龙骨、生牡蛎敛阳固脱。喘甚者加五味子、山萸肉、蛤蚧以纳气定喘；阴竭者加麦冬、五味子以敛阴固脱；水肿者加北五加皮利水消肿；昏迷不醒者加苏合香以芳香开窍。

七、预后与调护

(一)预后

1.西医

认为心力衰竭的预后，决定于原有心脏病的情况及心功能不全的程度以及对治疗的反应。血流迟缓和长期卧床可致下肢静脉血栓形成，继而发生肺栓塞和肺梗塞。心脏内壁血栓可分别引起肢体和肺动脉栓塞。长期卧床，特别是肺水肿者易发生呼吸道感染。

2.中医

认为心力衰竭早期，多为心肺气虚，及时治疗，补益心肺，气虚可复，愈后尚好；如失治或误治，累及脾肾，心、脾、肾三脏受损，治疗则有一定的难度，三脏同治，扶正与祛邪兼顾，尚有转机，但若辨治不得力，病情进一步发展，以致心肾阳虚，阳气欲脱，则病情危重，预后不良。

(二)调护

1.调情志

不良的情志刺激可以加重或诱发心力衰竭，故应避免喜、怒、悲、恐、惊等情绪过极，以利于疾病的康复。

2.慎起居

起居不慎，外邪乘虚而入，是心力衰竭的一个重要诱发因素，起居谨慎有常，正气存内，邪不可干。

3.节饮食

暴饮暴食或进食难消化之食物，钠盐摄入过多，饮水量过大等，均可增加心脏负担，故患者平常应节制饮食以减少心脏的负担。

4.避劳累

劳累过度可增加心脏供血量，增加心脏负担，故宜慎之。

第二节　心律失常

一、概说

心律失常是指心脏激动的起源、频率、节律、传导速度和(或)传导顺序等异常。在多数情况下，心律失常并不是一种独立的疾病，而是众多心内外疾患或生理情况下的一种特殊临床表现，在少数情况下，心律失常以综合征的形式出现，如预激综合征、病态窦房结综合征和 Brugada 综合征等。心律失常的原因及诱因除最常见的心源性疾病以外，也可见于非心源性内科其他系统疾病及医源性因素如药物不良反应或中毒、介入性心脏疾患诊断与治疗、围手术期与麻醉等，日常生活因素如情绪激动、睡眠障碍、饮浓茶、咖啡、吸烟、酗酒等也是导致心律失常的重要原因。

本病属于中医的“心悸”“怔忡”“心动悸”等范畴。

二、病因病理

本病的病因很多，主要有外邪侵袭、七情刺激、饮食失节、体质虚弱等，其病位在心，与肝、脾、肾、胃等脏腑关系密切。心失所养、心脉瘀阻、脏腑功能失调是其基本病变，心悸、怔冲、脉律失常是其共同表现。

1.药食不当

摄入不足，气血生化乏源，血不养心、心神失养；或嗜食膏粱厚味，煎炸炙博，蕴热化火生痰，痰火扰心，发为心悸；或烟、酒、浓茶、咖啡不良刺激及药物过量或毒性较剧，损及于心，可致心悸。

2.情志所伤

惊则气乱，恐则气下，平素心虚胆怯，暴受惊恐，易使心气不敛，心神动摇，惊悸不已；除过喜可以直接损伤于心之外，大怒伤肝，大恐伤肾，怒则气逆，恐则精却，阴虚于下，火逆于上，亦可动撼心神，而发惊悸；思虑过度，劳伤心脾，不仅暗耗阴血、又使生化之源不足，心失所养，发生心悸；长期抑郁，肝气郁结，气滞血瘀，心脉不畅，心神失养，引发心悸。

3.感受外邪

外邪之中以热毒之邪以及风寒湿热之邪最易犯心，温邪上受，首先犯肺，病邪可以顺传由卫入气，由气入营血，热传心脉，心脉受邪而致病；温邪上受亦可以逆传直犯于心或者由于热邪羁留不去，耗伤气阻，内损于心而成本病。风寒湿热之邪亦可合而为痹，痹阻经脉、肌肉、关节的病邪，在一定条件下也可内犯于心，正如《黄帝内经》指出的“脉痹不已，复感于邪，内舍于心”。

4.体质虚弱

禀赋不足，年老体弱，或大病久病诸因导致脏腑亏虚，心失所养；或心阳受损，失其温煦；或虚及脾肾之阳，水湿不得运化，酿痰成饮，上逆于心；或肾阴不足，水不济火，心火独亢等皆可致心悸。

部分患者可随着基础病愈重，病程久延，由一脏累及多脏，一损再损，内生之邪，瘀血、痰浊、水气则日复加重，正气愈虚，病势日深，甚则导致心气衰竭，心阳暴脱，阴阳离决而猝死。

三、诊断

心律失常可以是不伴器质性疾病的单纯的功能失调，但多数是伴有器质性心脏病或其他系统疾病如甲状腺疾病、胆道疾病等器质性心律失常，其发生机制主要包括冲动形成异常和冲动传导异常。因心律失常的临床症状及体征多无特异性，其诊断主要依赖心电图、动态心电图、运动心电图、食管心电图，必要时应用心腔内电生理检查等方法，但病史采集仍能提供对诊断有用的线索：①心律失常的存在及其类型；②心律失常的诱发因素：烟、酒、咖啡、运动及精神刺激等；③心律失常发作的频繁程度、起止方式；④心律失常对患者造成的影响，产生症状或存在潜在预后意义；⑤心律失常对药物和非药物方法如体位、呼吸、活动等的反应。

（一）窦性心动过速

症状：多无症状，少数或有心悸、乏力、易激动等。

体征：心率100～150次/分钟，可有心尖搏动和颈部血管搏动增强，心音响亮，或可在心尖部听到收缩期杂音。

心电图：P波为窦性型，P-R间期大于0.12秒，P-P间距短于0.6秒，心率一般在100～150次/分钟,P波可能与前面的T波重叠。

(二)窦性心动过缓

症状:一般不引起症状,严重窦缓(如低于45次/分钟)可引起心绞痛、心功能不全或中枢神经系统功能障碍等症状。

体征:心率低于60次/分钟。

心电图:窦性P波,P-R间期0.12～0.20秒(老年人可达0.21秒),PP间距＞0.10秒,T-P段常显著延长。

(三)期前收缩(过早搏动)

症状:偶发者可无症状或自觉心跳停歇感或增强感,频发者有心悸、胸闷、乏力、头晕等,原有心脏病者可因此而诱发或加重。

体征:听诊心律不规则,可听到提前发生的早搏和其后较长时间的间歇,早搏的第一心音常增强,第二心音减弱或消失,脉搏触诊可发现间歇脉搏阙如。

心电图:房性早搏有提早出现的P波,形态与窦律不同,常重叠于T波上,P-R间期大于0.12秒,QRS波群形态大多与窦律相同,有时稍宽或畸形。结区性早搏QRS波群形态与窦性者相同,逆行波可出现于QRS之前,P-R间期＜0.12秒,或出现于QRS之后,其R-P间期＜0.20秒,或埋没于QRS之中而无逆行P波,过早搏动后多有完全性代偿间歇。室性早搏有过早出现的QRS波群,形态异常,时限大于0.12秒,T波与QRS波主波方向相反,S-T段随T波方向移位,早搏后多有完全性代偿性间歇。

(四)阵发性室上性心动过速

症状:发作和终止常较突然,诱发因素多为情绪激动、体位突然改变、猛然用力或饱餐,有时并无明显诱因,发作时可有心悸、头晕、心前区不适、乏力,有时伴恐惧、不安和多尿。

体征:发作时心率在150～250次/分钟,心律绝对规则,不因呼吸和运动而变化,第一心音强度不变,心脏原有杂音减弱或消失。

心电图:有连续3次以上房性或结区性早搏,频率多在160～220次/分钟,节律规则,P波形态与窦律不同,QRS波形态一般尚正常,P波与T波重叠。

(五)室性心动过速

症状:症状轻重视发作时心室率、持续时间、基础心脏病和心功能状况不同而异,非持续性室速通常无症状,持续性室速常伴有明显血流动力学障碍与心肌缺血,包括低血压、少尿、晕厥、气促、心绞痛等。

体征:听诊心律轻度不规则,第一、二心音分裂,收缩期血压可随心搏变化,如发生完全性室房分离，第一心音强度经常变化，颈静脉间歇出现巨大 α 波，当心室搏动逆传并持续夺获心房，心房与心室几乎同时发生收缩，颈静脉呈现规律而巨大的 α 波。

心电图：3 次以上连续室性早搏，QRS 波群增宽，超过 0.12 秒，心室率 100～250 次/分钟，节律可略不规则，P 波与 QRS 波群无固定关系。

（六）心房扑动与心房颤动

症状：可有心悸、胸闷与惊慌，心室率接近正常且无器质性心脏病的患者，可无明显症状。

体征：房扑时心室律规则，140～160 次/分钟，伴不规则房室传导阻滞时，心室率可较慢，且不规则，仔细听诊有时可听到心房收缩音，观察颈静脉可能看到心房收缩引起的频数静脉搏动，超过心搏率。房颤时心律绝对不规则，心音强弱不一，脉搏短绌，心室率多快速，120～180 次/分钟。

心电图：房扑时 P 波消失，代之以频发规则形状一致的房扑波（F 波），250～300 次/分钟，QRS 波群形状大致与窦性相同，房室比为 2∶1 或 4∶1。房颤时 P 波消失，代之以大小形态不一的，且不整齐的房颤波（f 波），心室律绝对不规则，QRS 波群大致与窦性相同。

（七）房室传导阻滞

症状：Ⅰ度房室传导阻滞一般无症状，Ⅱ度房室传导阻滞或可有心悸或心脏停顿感，心跳缓慢时可有头晕、乏力、活动后气促，甚至晕厥。Ⅲ度房室传导阻滞除上述症状外，还可出现心、脑、肾等脏器供血不足的临床表现，如心、脑、肾功能不全等。

体征：Ⅰ度房室传导阻滞一般无体征，Ⅱ度房室传导阻滞可分为二型：莫氏Ⅰ型又称文氏见象，听诊时第一心音可强弱不等，在一系列规则的心脏搏动后出现一个长的间歇，在间歇前无过早搏动；莫氏Ⅱ型听诊可发现每隔一次或数次规则性心脏搏动后有一长间歇，或心率慢而规则；Ⅲ度房室传导阻滞或称完全性房室传导阻滞，心率在 40 次/分钟左右，心尖区第一心音强弱不等，有时第一心音特别响亮称“大炮声”，收缩压偏高，舒张压偏低而脉压增大，严重时因心室率突然减慢或暂时停搏而心音、脉搏暂时消失。

心电图：Ⅰ度房室传导阻滞，P 波后均有 QRS 波群，P-R 间期＞0.20 秒（老年人 0.21 秒）。Ⅱ度房室传导阻滞莫氏Ⅰ型（文氏现象）P-R 间期逐渐延长，直至P 波后脱落 1 次 QRS 波群，以后又周而复始。莫氏Ⅱ型 P-R 间期较为恒定，每隔 1 个、2 个或 3 个 P 波后有一个 QRS 波脱漏。

四、鉴别诊断

各种类型的心律失常因临床症状及体征多无特异性，因此主要通过各种心电图、必要时心腔内电生理检查来鉴别。

五、并发症

功能性心律失常多预后良好，临床无明显并发症，伴有器质性心脏病的心律失常其并发症的发生常与基础心脏病有关，严重缓慢性心律失常及严重而持久发作的室性心动过速、室上性心动过速、房颤等可出现心绞痛、心力衰竭及昏厥、休克甚至猝死，持久性房扑、房颤心房内常有血栓形成，可发生肺、脑、肢体等处栓塞。

六、中医诊治枢要

心律失常是心脏搏动频率与节律的异常，所以不同种类的心律失常必然出现反映各自根本特点的脉象，如窦性心动过速呈现的多为数脉，阵发性室上速多为疾脉，早搏基础心率快者多为促脉，基础心率慢者多为结脉，心房纤颤心率慢者多为涩脉，心率快者则多为三五不调之脉或鬼祟脉等，这些相应的主脉成为临床辨证的客观依据，如数脉、疾脉、促脉多主热，或兼阴血不足，迟脉、结脉多为气阳不足或兼瘀血，临床辨证时应弄清脉象，抓住大纲，才不会被患者所出现的非本质表现所迷惑，造成阴阳颠倒、寒热反谬的错误。

中医对心律失常的处理主要是采取辨证施治的方法，区别心气阴不足、心肾阳虚、心阳欲脱、心血瘀阻、水气凌心等不同病机，分别采用益气养阴、温补心肾、回阳固脱、活血化瘀、化气行水等治法，在此基础上，可结合辨病和现代药理研究加服用具有抗心律失常作用的药物，同时部分心律失常并不存在明显的虚实偏盛，而主要是气血失调，因此调和气血应是其有效疗法。

中药治疗心律失常力求做到整体调节与强化针对性的最大统一，凡临床症状多、证候典型者当以整体调节为主，酌参中药抗心律失常药理作为选择依据，无症状或证候不典型者可以经验治疗为主，探索中药抗心律失常作用。由于复方与单味、单体、总提取物等药理的差异、毒副作用的不同，应遵循中医药传统理论，辨证施治，重视整体配伍，须防一味堆砌，苦寒伤胃，并防止过量中毒。

七、辨证施治

（一）心胆（气）虚怯证

主症：心悸不安，善惊易恐，坐卧不安，梦多易醒，恶闻声响，苔薄白舌淡红，脉细弱，或有结代。

治法：镇惊定志，养心安神。

处方：安神定志丸等加减。

人参 10g（另炖），磁石 30g（先煎），龙齿 30g（先煎），茯神 15g，石菖蒲 12g，远志 10g，柏子仁 12g，琥珀 1.5g（冲服），炙甘草 12g。

阐述：方中人参益气养心，磁石、龙齿、琥珀镇惊宁神，茯神、石菖蒲、远志、柏子仁、琥珀、炙甘草安神定志。方中通常可用东北红参或高丽参，冬天寒冷季节或不能耐受红参者则改用西洋参。现代研究表明人参所含人参皂苷（Re）具有浓度依赖性抑制心肌细胞 I_（Ca-L）作用。若无人参则用党参 30g 替代；若有自汗、盗汗者，可加黄芪 25g、牡蛎 30g 以益气敛汗；胃肠不适、便溏者去远志、柏子仁，加益智仁 12g、白术 15g 以行气健脾。本证成方可选用“补心气口服液”“参松养心胶囊”“稳心颗粒”等。

（二）心脾（气血）两虚证

主症：心悸头晕，面色少华，气短乏力，健忘失眠，纳呆腹胀，或有便溏，苔薄舌嫩淡红，脉细弱，或有结代。

治法：健脾养心，补益气血。

处方：归脾汤加减。

人参 30g，黄芪 30g，白术 12g，当归 15g，茯神 12g，远志 10g，炒枣仁 30g，龙眼肉 12g，木香 6g，炙甘草 10g。

阐述：气血互根，心脾相关，病则互相影响，常同时受累，本方重在补益心脾，健旺气血，从而使心脉得养，方中当归、龙眼肉补养心血，黄芪、人参、白术、炙甘草益气生血，茯神、远志、酸枣仁宁心安神，木香行气，使补而不滞。若食少便溏，脾气虚甚，去当归，加炒苡仁 15g；血虚甚者加阿胶 15g、地黄 10g 滋阴养血；善惊易恐者，加生龙骨、生牡蛎各 30g；食欲不振、饭后胃脘撑胀者，加焦山楂 10g、鸡内金 10g。心脾两虚证以虚证为主要，如兼有痰瘀之象，祛痰不宜峻剂，宜和脾化痰；化瘀不宜猛剂，宜益气行瘀。本证成方可选用“补心气口服液”“心达康”“稳心颗粒”等。

（三）气阴两虚证

主症：心悸怔忡，气短乏力，汗多口干，虚烦少寐，苔薄或露质，舌嫩红少津，或有齿印，脉细或数或有结代。

治法：益气养阴，养心安神。

处方：生脉饮、炙甘草汤加减。

炙甘草 10g，人参 10g，麦冬 12g，五味子 5～10g，生地黄 15g，阿胶 15g（烊化），桂枝 10g，麻仁 10g，大枣 10g，生姜 5g。

阐述：本方益气滋阴，补血复脉。方中炙甘草益气，为治心动悸、脉结代之君药，人参、大枣补气益胃，以资脉之本源，桂枝、生姜行阳气，调营卫，地黄、阿胶、麦冬、麻仁滋阴补血，以养心阴。现代研究证实炙甘草汤可以通过抑制细胞去极化过程中的 Na^{+} 内流，促进 K^{+} 外流，减少 0 相最大上升速率和降低其自律性，使得 4 期自动去极化速率减慢，自发放电频率减慢等来实现其抗心律失常作用的。临床运用时若气虚偏甚，气短乏力较甚者，加黄芪 30g；阴虚烦热者加黄连 10g；胸闷胸痛者加葛根 30g、川芎 10g；若肾阴不足，症见腰酸膝软，目眩耳鸣者，加山萸肉 15g，龟甲 20g（先煎）。本证成方可选用“稳心颗粒”“生脉饮”“滋心阴口服液”“参松养心胶囊”等。

（四）阴虚火旺证

主症：心悸怔忡，心烦失眠，五心烦热，盗汗，口干，大便偏艰，苔少舌瘦质红，脉细或数，或有结代。

治法：滋阴降火，养心安神。

处方：黄连阿胶汤加减。

黄连 5g，阿胶 10g（烊化），黄芩 10g，白芍 20g，生地黄 15g，炒枣仁 10g，柏子仁 12g，珍珠母 20g（先煎）。

阐述：本方滋阴降火，交通心肾，清心定悸。方中黄连、黄芩清心火，阿胶、白芍、生地黄滋阴养血，加炒枣仁、柏子仁、珍珠母以加强安神定悸之功。失眠重者加山栀 10g、淡竹叶 10g、莲子心 5g 以清心火，宁心神；大便干者加玄参 30g；口干口渴甚者加麦门冬 30g，葛根 30g；若阴虚夹瘀者加丹参 10g、赤芍 10g、知母 10g 清热凉血，活血化瘀。本证成方可选用“朱砂安神丸”“知柏地黄丸”“天王补心丹”等。

（五）心阳不振证

主症：心悸怔忡，形寒肢冷，胸闷气短，乏力，面色皖白或有浮肿，苔薄舌淡胖嫩，脉沉细或迟或结代。

治法：温补心阳，宁心安神。

处方：桂枝甘草龙骨牡蛎汤加减。

桂枝 15g，炙甘草 10g，生龙齿 30g，生牡蛎 30g，生晒参 10g，黄芪 30g，白术 15g。

阐述：本方温补心阳，镇心安神，方中桂枝、炙甘草温补心阳，生龙齿、生牡蛎安神定悸，加生晒参、黄芪、白术益气以振奋心阳。若腰膝冷痛，加杜仲 10g、补骨脂 10g；若胸痛、舌质紫黯，加细辛 3g、当归 10g、红花 10g；若见浮肿者加益母草 20g、泽兰 20g；以心动过缓为著者酌加炙麻黄 10g、炮附子 10～15g，并重用桂枝 20～30g。温补心阳同时宜兼顾心阴，以免耗伤心阴，致心阴心阳平衡失调。本证成方可选用“心宝丸”“中汇川黄液”“稳心颗粒”等。

（六）水饮凌心证

主症：心悸怔忡，眩晕恶心，或吐痰涎，咳喘动则尤甚，胸脘痞满，渴不欲饮，尿少浮肿，形寒肢冷，苔白滑舌淡红，脉象沉细或弦或滑，或结代。

治法：化饮利水，振奋心阳。

处方：苓桂术甘汤加减。

茯苓 15g，桂枝 10g，白术 12g，炙甘草 6g，泽泻 12g，半夏 12g，陈皮 12g。

阐述：本方通阳利水，方中茯苓、泽泻淡渗利水，桂枝、炙甘草通阳化气，白术、半夏、陈皮健脾祛湿。如肾阳虚衰，不能制水，水气凌心，症见心悸喘促，不能平卧，小便不利，浮肿较甚者，宜用真武汤，若心脾阳气虚弱，水饮停聚，水气凌心，症见心悸水肿，倦怠乏力者，可用春泽汤。本证成方可选用“宁心宝胶囊”“参松养心胶囊”等。

（七）痰火扰心证

主症：心悸、心跳易快，胸闷烦躁，寐差梦多，口黏口苦，苔黄腻，舌红，脉滑数或结代。

治法：清化痰热，宁心安神。

处方：黄连温胆汤加减。

黄连 6g，半夏 10g，橘皮 10g，竹茹 12g，枳实 15g，甘草 5g。

阐述：本方清心降火，化痰安中，方中黄连苦寒泻火，清心除烦，半夏辛温，和胃降逆，燥湿化痰，橘皮理气和胃，化湿祛痰，竹茹甘寒，涤痰开郁，清热化痰，枳实下气行痰，甘草和中。若痰火较甚加山栀 15g、黄芩 15g、陈胆星 15g 以加强清火化痰之功；痰火互结，大便秘结者加生大黄 15g；心悸重症加远志 15g、菖蒲 15g、酸枣仁 15g、生龙齿 15g、生牡蛎 15g 以镇心安神。本证成方可选用“黄连素片”“玉丹荣心丸”等。

（八）心血瘀阻证

主症：心悸，心痛或胸闷间发，面唇晦暗，舌质黯紫或有瘀点、瘀斑，脉涩或结代。

治法：活血化瘀、宁心安神。

处方：血府逐瘀汤加减。

桃仁12g，红花10g，川芎10g，赤芍10g，当归12g，柴胡10g，枳壳10g，牛膝12g，桔梗6g，延胡索10g，炒枣仁30g，甘草6g。

阐述：方中桃仁、红花、川芎、赤芍活血化瘀，柴胡、延胡索、枳壳、桔梗理气通脉，牛膝、当归养血和血，炒枣仁、甘草宁心安神。若伴气短、乏力、倦怠者，加黄芪30g，党参30g；兼阳虚、畏寒肢冷者，加桂枝10g。本证成方可选用“血府逐瘀口服液”“通心络胶囊”等。

八、西医治疗

（一）西医抗心律失常治疗原则

心律失常的类型和特点不同，其治疗原则也不同。对于任何类型的快速性心律失常，无论其起源是室性的还是室上性的，只要引起明显或严重的临床和血流动力学变化，就需立即予以终止，恢复窦性心律，对于同样的心律失常的慢性预防，在开始治疗前，必须尽力明确心律失常的机制，准确的诊断对于选择治疗方案非常重要，主要治疗原则：①明确心律失常的机制及严重程度；②明确可能存在的基础心脏疾病诊断及严重程度；③去除心律失常的诱因和可逆性病因；④明确抗心律失常治疗的原理和目标；⑤选择抗心律失常治疗的方案。

（二）西医常用抗心律失常药物

1. Ⅰ类药物

（1）奎尼丁：应用转复房颤或房扑，首先给0.1g，试服剂量，如无不良反应，予0.2g、1次/8小时，连服3天左右，因其不良反应，且有报道本药在维持窦律时死亡率增加，近年已少用。

（2）普鲁卡因胺：治疗室速可先给负荷量静注15mg/kg，然后以2～4mg/min静滴维持。口服曾用于治疗室性或房性期前收缩，或预防室上速或室速复发，0.25～0.5g/次、1次/6小时。

（3）利多卡因：仅用于室性心律失常，负荷量1.0mg/kg，3～5分钟内静注，继以1～2mg/min静滴维持，但1小时内最大用量不超过4.5mg/kg。

(4)美西律：用于室性心律失常，起始剂量 100～150mg/次、1 次/8 小时。

(5)莫雷西嗪：用于房性和室性心律失常，150mg/次、1 次/8 小时。

(6)普罗帕酮：用于室上性和室性心律失常，初始剂量 150mg、1 次/8 小时，最大 200mg、1 次/6 小时。静注可用 70mg/次，单次最大剂量不超过 140mg，1 次/8 小时，总量不超过 210mg。

2.Ⅱ类药物

(1)艾司洛尔：用于房颤或房扑紧急控制心室率，负荷量 0.5mg/kg，1 分钟内静注，继之以 0.05mg/(kg・min)静滴 4 分钟。

(2)其他 β 受体阻滞剂：用于控制房颤和房扑的心室率，也可减少房性和室性期前收缩。如美托洛尔 100～200mg/天、2 次/天；普萘洛尔口服 10mg/次、3 次/天或阿替洛尔 12.5～25mg/次、3 次/天，根据治疗反应和心率增减剂量。

3.Ⅲ类药物

(1)胺碘酮：用于室上性和室性心律失常，静注负荷量 3～5mg/kg，随后 1～1.5mg/min静滴 6 小时，以后根据病情逐渐减量，口服负荷量 0.2g/次、3 次/天、共 5～7 天，0.2g/次、2 次/天、共 5～7 天，以后 0.1～0.3g/次、1 次/天维持。

(2)索他洛尔：用于室上性和室性心律失常，80～160mg/次、2 次/天。

(3)伊布利特；用于转复近期发生的房颤。成人体重≥60kg 者用 1mg 溶于 5%葡萄糖注射液 50mL 内静注，成人<60kg 者以 0.01mg/kg 按上法应用。

(4)多非利特：用于房颤复律及维持窦律，250～500g/次、2 次/天。

(5)溴苄铵：5～10mg/kg，用于其他药物无效的严重室性心律失常。

4.Ⅳ类药物

(1)维拉帕米：用于控制房颤和房扑的心室率，减慢窦速。80～120mg、1 次/8 小时，最大 480mg/天，静注用于终止阵发性室上速和某些特殊类型的室速，5～10mg/(5～10)min 静注。

(2)地尔硫䓬：用于控制房颤和房扑的心室率，减慢窦速，静注负荷量 0.25mg/kg，随后 5～15mg/h 静滴。

5.其他

(1)腺苷：用于终止室上速，3～6mg、2 秒内静注，2 分钟内不终止，可再以 6～12mg 推注。三磷酸腺苷适应证与腺苷相同，10mg、2 秒内静注，2 分钟内无反应，15mg、2 秒再次推注。

(2)洋地黄类：用于终止室上速或控制快速房颤的心室率，毛花苷丙 0.4～0.8mg稀释后静注，可以再追加 0.2～0.4mg，或地高辛 0.125～0.25mg、1 次/天口服。

（三）西医抗心律失常药物治疗方案

1.室上性快速心律失常

(1)窦性心动过速：去除引起窦速的原因，多不需要用药，必要时可首选β受体阻滞剂，有禁忌时，选用维拉帕米或地尔硫䓬。

(2)房性期前收缩：无器质性心脏病者，去除诱因，一般不需治疗；伴有缺血或心衰的房早，随着原发因素的控制往往能够好转，多不主张抗心律失常治疗；可诱发诸如室上速、房颤的房早应给予治疗，可考虑β受体阻滞剂。

(3)房性心动过速(房速)：治疗基础疾病，去除诱因；发作时治疗目的在于终止心动过速或控制心室率，可选用毛花苷丙、β受体阻滞剂、胺碘酮、普罗帕酮、维拉帕米或地尔硫䓬静脉注射；血流动力学不稳定者可采用直流电复律；合并病态窦房结综合征或房室传导功能障碍者，若必须长期用药，需安置心脏起搏器；特发性房速应首选射频消融治疗。

(4)室上性心动过速：阵发性室上速绝大多数为旁路参与的房室折返性心动过速及慢快型房室交界区折返性心动过速，一般不伴有器质性心脏病，射频消融已成为有效的根治办法。急性发作时终止发作除可用刺激迷走神经的手法、经食管快速心房起搏法及同步电复律法外，药物治疗可选用维拉帕米、普罗帕酮、腺苷或三磷酸腺苷、地尔硫䓬或胺碘酮等静脉注入。防止发作应首选经导管射频消融术以根除；药物有口服普罗帕酮或莫雷西嗪，必要时伴以阿替洛尔或美托洛尔，发作不频繁者不必长年服药。

(5)心房颤动

①控制心室率：地高辛和β受体阻滞剂是常用药物，必要时二药合用，剂量根据心率控制情况而定，若控制不满意可以换用地尔硫䓬或维拉帕米，个别难治者也可选用胺碘酮或行射频消融改良房室结。

②心律转复及维持窦性心律：房颤24小时后仍不能恢复则需进行心律转复，复律前应查明并处理可能存在的诱发或影响因素，如高血压、缺氧、急性心肌缺血或炎症、饮酒、甲状腺功能亢进、胆囊疾病等。心律转复有药物转复和电复律两种方法，电复律见效快、成功率高。药物转复常用Ⅰa、Ⅰc及Ⅲ类抗心律失常药，包括胺碘酮、普罗帕酮、莫雷西嗪、普鲁卡因胺、奎尼丁、丙吡胺、索他洛尔等，一般用分次口服的方法，静脉给普罗帕酮、依布利特、多非利特、胺碘酮终止房颤也有效，转复后要用药维持窦律，此时可继续使用各有效药物的维持量，偶发的房颤不需维持用药。

③房颤血栓栓塞并发症的预防：建议首选华法林，使用华法林剂量建议用国际标准化比值（INR）作为抗凝监控指标，使INR在2～3的范围，若不能耐受可用阿司匹林75～325mg/天，超过48小时未自行复律的持续性房颤，在复律前以华法林3周（剂量保持使INR在2～3的范围），复律后继服华法林4周。

（6）心房扑动：Ⅰ型房扑射频消融是首选方法，成功率达到83%～96%。药物治疗原则与房颤相同。

2.室性心律失常

（1）室性期前收缩

室性期前收缩预后意义因不同情况有很大差异，应进行危险分层而施治。

①不伴有器质性心脏病的室早，不支持常规抗心律失常药物治疗，应去除诱因，对有精神紧张和焦虑者可使用镇静剂或小剂量β受体阻滞剂，对某些室性期前收缩频繁、心理压力大且暂时无法解决者，可考虑短时间使用Ⅰb或Ⅰc类抗心律失常药（如美西律或普罗帕酮）。

②伴有器质性心脏病的室早，特别是复杂（多形、成对、成串）室早伴有心功能不全者预后较差，应进行危险分层，越是高危者越要加强治疗，首先应治疗原发病、控制促发因素，在此基础上用β受体阻滞剂作为起始治疗，一般考虑使用具有心脏选择性但无内源性拟交感作用的品种，Ⅲ类药可用于复杂室早患者（胺碘酮或索他洛尔）。

（2）有器质性心脏病基础的室速

①非持续性室速：主要针对病因和诱因，即治疗器质性心脏病和纠正如心衰、电解质紊乱、洋地黄中毒等诱因，在此基础上应用β受体阻滞剂。如果左心功能不全或诱发出有血流动力学障碍的持续性室速或室颤，应该首选埋藏式心脏复律除颤器（ICD）。

②持续性室速：认真寻找可能存在的诱因外，必须及时治疗室速本身，有血流动力学障碍者立即同步电复律，情况紧急也可非同步转复；药物复律可予胺碘酮静脉用药，心功能正常者也可以使用普鲁卡因胺或普罗帕酮，多形室速而QT正常者，先静脉给予β受体阻滞剂，常用美托洛尔5～10mg稀释后缓慢静注，无效者，再使用利多卡因或胺碘酮，药物治疗无效应予电复律。预防复发，在可以排除急性心肌梗死、电解质紊乱或药物等可逆性或一过性因素所致的持续性室速是ICD的明确适应证。

（3）无器质性心脏病基础的室速

对起源于右室流出道的特发性室速可选用维拉帕米、普罗帕酮、β受体阻滞剂、腺苷或利多卡因，对左室特发性室速首选维拉帕米静注。预防复发可选择β受体阻滞剂、维拉帕米和地尔硫䓬，如果无效，可换用Ⅰc类(如普罗帕酮、氟卡尼)或Ⅰa类(如普鲁卡因胺、奎尼丁)，特发性室速可用射频消融根治。

3.缓慢性心律失常

(1)窦性心动过缓

如心率不低于50次/分钟，无明显症状者，一般不需治疗；如心率低于50次/分钟，常引起心绞痛、心力衰竭、心源性晕厥、中枢神经系统功能障碍时，可用麻黄素、M胆碱受体阻滞剂口服或静滴，必要时可给异丙肾上腺素静滴。难以纠正者可考虑植入永久性人工心脏起搏器。

(2)房室传导阻滞

①病因治疗：包括解除迷走神经张力、纠正电解质失调、停用有关药物等，各种急性心肌炎、心脏直视手术或急性心肌梗死引起的房室传导阻滞，可试用肾上腺皮质激素治疗。

②药物治疗：可用异丙肾上腺素、麻黄素、阿托品口服或静脉给药。

③Ⅱ度二型或Ⅲ度房室传导阻滞伴心室率缓慢而影响正常血流动力状态时应考虑植入临时或永久性人工心脏起搏器。

九、中西医优化选择

心律失常是临床最为常见的心血管疾病之一，目前的治疗手段主要有药物、射频消融治疗和置入性设备等。近年来得益于手术适应证的扩展和手术方法的进步，非药物治疗取得较大进展，但终系有创治疗，由于适应证、并发症、医疗条件的限制，且价格昂贵等原因仅部分患者受益，因此药物仍是心律失常治疗的基础，但抗心律失常西药进展有限，无论是Ⅰ类(阻滞钠通道)、Ⅱ类(β受体阻滞剂)、Ⅲ类(阻滞钾通道)、Ⅳ类(阻滞钙通道)，或洋地黄类等，几乎所有药物在一定条件下均可导致新的心律失常的发生。

国内外电生理专家均认为理想的抗心律失常药应既要以离子通道为靶点，又要与病因治疗并重，抗心律失常药物发展趋势是单离子通道—多离子通道—多离子通道＋非离子通道。单离子通道阻滞剂，由于作用靶点单一，抗心律失常谱窄，致心律失常作用大；多离子通道阻滞剂对心脏Na^+、K^+、Ca^{2+}等多个离子通道有不同程度的调控作用，可使失调的离子通道功能恢复平衡，具有较低的致心律失常不良反应；非离子通道作用是专家最近提出的新观点，是指通过改善病因和逆转心室重构来抑制心律失常，所以理想的抗心律失常药物应具有多离子通道和非离子通道综合作用。近年来中医药为寻找理想抗心律失常药提供了广阔的空间，现有证据也支持如参松养心胶囊、稳心颗粒等多离子通道机制及非离子通道机制，进一步增加了中药抗心律失常的针对性。

功能性心律失常及部分症状轻微的器质性心律失常如偶发的房性、室性期前收缩、Ⅰ度和Ⅱ度Ⅰ型房室传导阻滞、偶发且短暂可自行转律的室上性心动过速等，西医多不主张用抗心律失常药，因其可能带来新的心律失常，而中医在功能性心律失常治疗方面具有显著的优势，其整体调节作用可能减少心律失常的发生，也可能并未显著减少其发生，但可以提高患者的耐受性，从而改善临床症状，提高生活质量，且多无明显不良反应，因此中医药在功能性心律失常治疗上具有广阔的应用前景。

器质性心律失常西医主张治疗原发病为主，有显著电活动不稳定及血流动力学异常情况下才考虑使用抗心律失常药，当然对一些危及生命的恶性心律失常，西药有其显著优势，如一些针对性较强的西药及近年来各种起搏器的应用、射频消融术等。但多数器质性心律失常原发病主要是冠心病、心力衰竭、风湿性心脏病、心肌病、高血压等，多数西药仅单纯具有抗心律失常作用而无原发病治疗意义，而中医药因其多靶点、多环节调理优势对原发病多具有一定的治疗作用，因此此类心律失常在加强西药针对性用药的同时，也多可以配合中药治疗，往往疗效更好。

十、饮食调护

饮食的调护对于心律失常的防治也具有重要意义，“食物入口，等于药之治病同为一理，合则于人脏腑有宜，而可却病卫生，不合则于人脏腑有损，而即增病促死”(《本草求真》)。一方面嗜食肥甘厚味、恣饮烈酒、吸烟等是导致心律失常的基础病(如冠心病、高血压、心肌病等)的重要病因，另一方面烟酒、浓茶、咖啡等刺激之物本身也易直接导致心律失常的发生。因此饮食宜多样、清淡，富有营养，富含维生素，适当多食水果、蔬菜，也可适当增加一些有益的无机盐如钾、镁、锌等，并限制钠的摄入。食疗方：

1.百合莲子羹

鲜百合 50g、莲子 50g 加蜂蜜适量，宜常服，可治阴虚火旺、心神不宁之心悸。

2.茯苓红枣粥

茯苓 30g、红枣 10 个、粳米 50～100g，将茯苓研末与红枣、粳米共煮成粥，可治心脾不足之心悸。

3.薤葱粥

薤白 10～15g，葱白 2 段，粳米 50～100g，煮粥食用，可治胸阳不足，心悸，脉迟。

第三节 高血压病

高血压是指在未使用降压药物的情况下心室收缩压≥140mmHg 和(或)舒张压≥90mmHg。高血压常与其他心血管危险因素共存，是重要的心血管疾病危险因素。

根据病因，通常将高血压分为原发性高血压(简称高血压)和继发性高血压。原发性高血压指迄今为止原因尚未阐明的高血压，以体循环动脉压升高为主要临床表现的心血管综合征，占高血压的 90%～95%；继发性高血压指由某些确定的疾病或原因引起的血压升高，占高血压的 5%～10%，如原发性醛固酮增多症、嗜铬细胞瘤、肾血管性高血压等。

高血压的患病率和发病率在不同国家和地区之间有显著差别，同时也会随着年龄的增长而升高。高血压在老年人中多见，尤以单纯收缩压升高为主。据统计显示，自 20 世纪 50 年代以来，高血压在我国的患病率逐年升高，中国疾控中心统计，截至 2013 年 10 月我国 15 岁及以上人群高血压患病率高达 24%，全国高血压患者 2.66 亿人，每 5 个成人中至少有 1 人患高血压病。然而，高血压患者患病知晓率不到 40%，患者管理率仅约 25%，管理人群服药依从率约 60%，血压控制率约 50%。

根据临床表现的不同，高血压归属于中医眩晕、头痛的范畴；当出现心、肾、脑等并发症时，则与中医的胸痹、真心痛、水肿、中风密切相关。

一、病因病机

原发性高血压的病因为多因素，可分为遗传和环境因素两个方面。高血压是遗传易感性和环境因素相互作用的结果。一般认为在比例上，遗传因素约占 40%，环境因素约占 60%。

1.西医

(1)与高血压发病有关的因素

①遗传因素：高血压病患者有显著遗传倾向，父母均有高血压，子女发病率高

达46%，约60%的高血压患者有高血压家族史。高血压的遗传可能存在主要基因显性遗传和多基因关联遗传两种方式。在遗传表型上，不仅血压升高发生率体现遗传性，而且在并发症发生、血压高度及其他有关因素方面也有遗传性。

②环境因素：环境因素包括饮食、精神刺激、吸烟等。研究表明，每日食盐摄入量、饮酒量与血压正相关，钾摄入量与血压呈负相关，高蛋白质摄入属于升压因素。同时，脑力劳动者、从事精神高度紧张工作、长期生活在噪声环境中的人高血压的患病率格外高。吸烟可使交感神经末梢释放去甲肾上腺素增加而导致血压升高，同时可以通过氧化应激损害一氧化氮介导的血管舒张引起血压升高。

③其他因素：体重、药物等也可导致血压升高。腹型肥胖者容易发生高血压，避孕药、麻黄素、肾上腺皮质激素、非甾体抗炎药（NSAID）、甘草等也可以使血压升高。

（2）高血压的发病机制

①神经机制：各种原因引起的交感神经系统活性增强而导致血浆儿茶酚胺浓度增高，阻力小动脉收缩增强而导致血压增高。

②肾脏机制：各种原因引起的肾性水、钠潴留，导致血容量增加、心排血量增加，通过全身血流自身调节使外周血管阻力和血压升高。也可以通过排钠激素分泌增加而在排泄水、钠的同时使外周血管阻力增加而使血压升高。

③激素机制：肾素—血管紧张素—醛固酮系统（RAAS）激活。在由球旁动脉分泌的肾素的催化下，血浆中的血管紧张素原转化为血管紧张素Ⅰ（ANGⅠ），血管紧张素Ⅰ又在血管紧张素转换酶（ACE）的作用下降解为血管紧张素Ⅱ（ANGⅡ）。血管紧张素Ⅱ一方面直接使血管收缩或通过刺激肾上腺皮质球状带促进醛固酮合成和分泌，升高血压；另一方面血管紧张素Ⅱ可以促进肾上腺髓质和交感神经末梢释放儿茶酚胺类物质，通过增加心肌收缩力、外周血管阻力而使血压升高。

④血管机制：通常情况下，大动脉弹性和外周血管的压力反射波是收缩压与脉压的主要决定因素，近年来尤为重视动脉弹性功能在高血压发病中的作用。目前研究已知，覆盖血管内膜面的内皮细胞能生成、激活、释放各种血管活性物质，如一氧化氮（NO）、内皮素（ET-1）、前列环素（PGI2）等，来调节心血管功能。随着年龄的增长以及各种心血管危险因素的影响，如血糖升高、血脂异常、高同型半胱氨酸血症、吸烟等，氧自由基产生增多，一氧化氮灭活增强，氧化应激反应等均影响动脉弹性的功能和结构。由于大动脉弹性减退及脉搏波传导速度增快，反射波抵达中心大动脉的时相从舒张期提前到收缩期，出现收缩期延迟压力波峰，从而导致收缩压升高，舒张压降低及脉压增大。阻力小动脉结构（血管数目稀少或壁/腔比值增

加)和功能(弹性减退和阻力增大)改变,影响外周压力反射点的位置或反射波强度,对脉压增大也起重要作用。

⑤胰岛素抵抗:大约有50%的高血压患者有胰岛素抵抗(IR)。胰岛素抵抗(IR)是指机体组织细胞对胰岛素的敏感性和反应性降低的病理现象,必须以高于正常的血胰岛素释放水平来维持正常的糖耐量。近年来研究认为,IR是2型糖尿病和高血压发生的共同病理生理基础,但导致高血压的机制目前尚未得到肯定解释。

(3)高血压发病的病理机制

高血压初期的病理改变仅为全身细小动脉痉挛,没有明显的病理形态改变。但是随着长期的血压升高,全身细小动脉发生硬化、内膜下透明样变、管壁增厚变硬、动脉壁弹力纤维增生、中层肥厚变硬、管腔狭窄,其中以肾细小动脉病变最为显著。在大中动脉内可出现内膜脂质沉积,形成粥样斑块、血栓,此多发生于冠状动脉、脑动脉、肾动脉及下肢动脉。

2.中医

(1)病因

①情志失调:长期精神紧张,七情过极或情志不遂,以致肝气郁结,郁而化火,上扰清空,而致眩晕、头痛。同时,火为阳邪,易伤阴而致肝阴不足、肝肾阴虚、阴虚阳亢之势,发为眩晕、头痛。

②饮食失宜:过食肥甘厚味或饮酒无度,伤及脾胃而致脾虚失健,湿浊内蕴而生痰,痰浊阻滞,清阳不升而为眩晕、头痛诸症。

③内伤虚损:年老体弱,房事不节,劳力过度,阴虚火旺等,均可导致肾精不足,髓海空虚而致头痛、眩晕。或内伤于饮食,脾胃受损,气血化生亏虚;或久病不愈,气血亏损,不能上注清窍而为眩晕。

(2)病机

①肝阳上亢,风扰清空。肝体阴而用阳,主升主动。凡素体阳盛,阴阳失调,日久阳亢于上;或七情过极,肝失条达,气机郁结,化火伤阴,而致风阳上扰,发为眩晕、头痛。

②肾精亏耗,水不涵木。肾阴素虚,房劳伤阴,或后天失养而致肾精亏损,可使肝少滋荣,阴不维阳,肝风内动而发为眩晕、头痛。

③脾虚失健,痰浊阻滞。饮食失节或忧思劳倦等伤及脾胃,以致健运失司,水湿内蕴,积聚成痰,清阳不升,清空失养而为眩晕、头痛。

④脏腑失调,血脉瘀阻。病久脏腑虚损,或肝郁气滞,脾虚湿滞,肝肾阴虚等诸

种原因均可导致血脉被阻，气血不能上荣于头目，而为眩晕、头痛。

综上所述，本虚标实是本病的致病关键，本虚系指脏腑功能失调或虚损，涉及脏腑为肝、肾、脾三脏，以肝为主；标实是因脏腑功能失调或虚损而致的风、火、痰、瘀，而导致本病的发生。

二、临床表现

根据病程进展和临床特点多将高血压病分为缓进型（良性）高血压和急进型（恶性）高血压。前者多见，后者则少见，仅占1%～5%，属于高血压危重症。

1.缓进型高血压

（1）一般症状

高血压大多数起病缓慢，缺乏典型的临床表现，早起血压常常在精神紧张、情绪激动或者劳累时才会升高，而经过休息则能恢复正常。此时多数患者无症状，或仅有轻度的头部不适，许多患者在体检或因他病就诊时才诊出高血压。随着病情的发展血压逐步升高，常表现为头晕、头痛、颈项不适、耳鸣、失眠、健忘、乏力、易激动等，典型的高血压头痛在血压恢复正常后即可消失。

（2）靶器官损害症状

①脑：本病后期常可并发急性脑血管病，脑血管合并症是我国高血压病最常见的合并症。包括脑出血、脑血栓形成、短暂性脑缺血发作、腔隙性脑梗死、高血压危象和高血压脑病等。

②心脏：高血压可以加重心脏后负荷，导致心肌肥厚、扩张。早期由于代偿，心功能正常，但是随着病情发展则可出现心力衰竭、冠心病等并发症。

③肾脏：长期高血压可导致肾小动脉硬化。出现多尿、夜尿频多等症状提示肾浓缩功能减退。当肾功能进一步减退时可出现尿量减少、蛋白尿、血尿、管型尿等症状，严重者可发生肾功能不全甚至尿毒症。

④眼：炎症血管受累时，出现视力进行性减退。

2.急进型高血压

急进型高血压又称恶性高血压，多发生在中、青年，表现为血压突然升高，收缩压常高于180mmHg，舒张压持续在130～140mmHg，甚至更高。与缓进型高血压相比，症状更加明显，病情更加严重，发展更加迅速，以视网膜和肾功能损伤为特点。心、脑、肾损害在发病数月开始出现，并迅速恶化，最终多以尿毒症、急性脑血管病或心力衰竭死亡。

三、实验室及其他检查

1.尿常规

病程早期多正常，随着病情的进展可有少量蛋白、红细胞、透明管型等，肾功能明显损害时，尿比重固定在1.010。

2.肾功能

早期肾功能检查可无异常，当肾实质严重损害时可见血肌酐、尿素氮升高，内生肌酐清除率降低，浓缩稀释功能减退。

3.血脂

可伴有血清总胆固醇、甘油三酯及低密度脂蛋白增高，高密度脂蛋白降低。

4.血糖、葡萄糖耐量试验及血浆胰岛素测定

部分患者可见空腹血糖升高，餐后2小时血糖及胰岛素升高。

5.眼底检查

高血压眼底改变分为4级：Ⅰ级，视网膜小动脉出现轻度的狭窄、硬化、痉挛和变细；Ⅱ级，视网膜小动脉呈中度硬化和狭窄，出现动脉交叉压迫征，视网膜静脉阻塞；Ⅲ级，动脉中度以上狭窄并且伴局部收缩，视网膜有棉絮状渗出、出血和水肿；Ⅳ级，视神经乳头水肿并有Ⅲ级眼底各种改变。早期眼底可正常或有Ⅰ级改变，中期有Ⅰ～Ⅱ级改变，后期呈Ⅲ～Ⅳ级变化。

6.X线检查

X线检查时可见主动脉弓迂曲延长，升主动脉、降主动脉可扩张。心胸比率大于0.5时，提示左心室肥厚和扩张。左心衰时可有肺瘀血征象。

7.心电图

心电图可见左心室肥大或兼劳损，同时也可见室性早搏、房性早搏、心房纤颤等心律失常表现。

8.超声心动图

超声心动图是目前诊断左心室肥厚最敏感、可靠的诊断方法，左心室肥厚检出率为31.6%。高血压病时左室肥厚大多是对称性的，但有1/3左右的患者室间隔肥厚更为明显。同时，超声心动图还能有效评价高血压患者的心功能，包括舒张功能、收缩功能和左室射血分数等。

9.动态血压监测

动态血压监测是由仪器自动定时测量血压，每间隔15～30min自动测量，连续

24h 或者更长。正常人的血压呈现明显的昼夜节律，动态血压曲线呈现双峰一谷，即夜间血压最低，清晨起床活动后血压升高，在上午 6～10 时及下午 4～8 时各有一高峰，而夜间血压明显降低。目前认为，动态血压的正常参考范围为：24h 平均血压＜130/80mmHg，昼日血压平均值＜135/85mmHg，夜间血压平均值＜120/70mmHg。

动态血压监测可用于诊断“白大衣性高血压”，判断高血压的严重程度，了解其血压变异性和血压昼夜节律，指导降压治疗和评价降压药物疗效，帮助鉴别诊断等。

四、诊断及鉴别诊断

1.西医

(1)诊断

①高血压的诊断主要依据诊室测量的血压值，安静休息坐位状态下测量上臂肱动脉部位血压，非同日 3 次血压值收缩压均≥140mmHg 和(或)舒张压≥90mmHg 可诊断为高血压。如果患者既往有高血压史，现正在使用降压药，虽测量正常，也应诊断为高血压。确诊后尚须进一步分级并且鉴别是原发性还是继发性高血压。

②参照 2004 年中国高血压联盟的诊断标准及 2010 年《中国高血压防治指南》指定的标准见表 2-1。

表 2-1　血压水平的分类和定义　　单位：mmHg

类别	收缩压		舒张压
正常血压	＜120	和	＜80
正常高值	120～139	和(或)	80～89
高血压	≥140	和(或)	≥90
1 级高血压(轻度)	140～159	和(或)	90～99
2 级高血压(中度)	160～179	和(或)	100～109
3 级高血压(重度)	≥180	和(或)	≥110
单纯收缩期高血压	≥140	和	＜90

注：当收缩压和舒张压分属于不同级别时，以较高的分级为准。单纯收缩期高血压也可按照收缩期分为 1，2，3 级。

③根据高血压指南的要求，对高血压的诊断在进行血压水平分类的同时，也要进行危险性分层。其主要依据心血管危险因素、临床相关情况、靶器官损害几个方面进行危险性分层。

心血管病危险因素包括：吸烟、高脂血症、糖尿病、年龄＞60 岁男性或绝经后女性、心血管疾病家族史（发病年龄：女性＜65、男性＜55 岁）。

靶器官损害及合并的临床疾病包括：心脏疾病（心绞痛、左心室肥大、心肌梗死、既往冠状动脉旁路术、心力衰竭），脑血管疾病（脑卒中或短暂性脑缺血发作），周围动脉疾病，高血压视网膜病变（≥Ⅲ级），肾脏疾病（蛋白尿或血肌酐升高）。

（2）鉴别诊断

①肾实质病变：急、慢性肾小球肾炎，慢性肾盂肾炎，肾病综合征及糖尿病肾病等肾实质性疾病均可出现高血压。这些疾病早期均有肾脏病变的临床表现，在疾病后期会出现高血压症状。

a.急性肾小球肾炎。起病急骤，发病前 1～3 周多有链球菌感染史，伴随发热、水肿、血尿等表现。尿常规检查可见红细胞、蛋白、管型，血压表现为一过性升高。此病青少年多发。

b.慢性肾小球肾炎。本病与晚期高血压并发肾功能损害者常不易区别。本病多由急性肾小球肾炎转变而来或反复水肿史，明显贫血、血浆蛋白低、蛋白尿和血尿发生于血压升高之前，血压多表现为持续升高。

c.慢性肾盂肾炎。本病女性多见，多有尿路感染史，可有反复多年尿频、尿急、尿痛及发热症状，尿细菌培养呈阳性，尿中白细胞增多，静脉肾盂造影显示患者肾盂与肾盏变形。

②肾动脉狭窄：肾动脉狭窄引起肾缺血而使血压升高，有类似恶性高血压的表现，起病急，增高显著，药物治疗无效。一般可见舒张压中重度升高，体检可在上腹部或者肋脊角处闻及血管杂音，肾动脉造影可确诊。

③嗜铬细胞瘤：瘤细胞在肾上腺髓质或交感神经分泌大量去甲肾上腺素和肾上腺素，引起阵发性或持续性高血压及代谢紊乱。高血压发作时有剧烈头痛、恶心、心悸、大量出汗等表现，发作间歇血压正常。血压升高期做血和尿儿茶酚胺及其代谢产物香草基杏仁酸（VMA）的测定，酚妥拉明试验，胰高血糖素激发试验等有助于诊断。超声、放射性核素扫描、CT、MRI 等可确定肿瘤部位。

④原发性醛固酮增多症：为肾上腺皮质增生或肿瘤，导致分泌醛固酮增多。此病女性多见，以长期高血压伴随顽固性低血钾为特征。临床表现为多饮、多尿、肌无力或麻痹等症状。血压多为轻、中度升高。实验室检查可见血及尿醛固酮增多、

低血钾、高血钠、代谢性酸中毒等。安体舒通试验阳性具有诊断价值。超声、放射性核素、CT、MRI检查可确定肿瘤部位。

⑤库欣综合征：又称皮质醇增多症。肾上腺皮质肿瘤或增生，分泌过多的糖皮质激素，使水、钠潴留而导致高血压。患者除有高血压外，还有满月脸、水牛背、向心性肥胖、多毛、皮肤细薄而紫纹、血糖增高等特征性表现。24h尿中17-羟类固醇、17-酮类固醇增多、地塞米松抑制试验或促肾上腺皮质激素兴奋试验阳性有助于诊断。

2.中医

(1)诊断、分型：中医诊断为眩晕、头痛。根据临床症候的不同，分为肝阳上亢、痰湿内盛、瘀血阻窍、肝肾阴虚及肾阳虚衰五个证型。

(2)辨证要点：主要是辨脏腑病位及虚实。

(3)辨别诊断：本病常与中风相鉴别，中风通常以猝然昏仆、不省人事、口眼歪斜、半身不遂及语言謇涩；或不经昏仆，仅以喎僻不遂为特征。部分中风患者，以头痛或眩晕为发作先兆，而眩晕和头痛则无以上表现。

五、治疗

目标和原则。本病的治疗目标是有效地降低血压至正常范围，以防止靶器官损害，最大限度地减少或延迟并发症，降低病死率和病残率。对于轻度的高血压患者可以考虑选用中医药疗法，对于中、重度患者应以西药治疗为主。对于单纯服用西药血压控制不理想的患者，需要加用中药配合治疗。中西医结合疗法一方面可以更好地控制血压，另一方面还能有效地预防靶器官损害，改善症状，提高生活质量。

血压控制目标值。目前主张血压控制目标值应＜140/90mmHg；中青年患者血压应降至130/85mmHg；合并糖尿病、慢性肾盂肾炎、心衰或病情稳定的冠心病患者应将血压降至130/80mmHg；老年收缩期高血压患者，收缩压控制到150mmHg以下，舒张压控制到70mmHg以下。

1.西医治疗

对于确诊高血压的患者进行危险分层，然后制订合理的方案给予治疗。

低度危险组：以改善生活方式为主的非药物或者是中医药调理为主。

中度危险组：除改善生活方式外，给予药物治疗。

高度危险组：必须给予药物治疗。

极高危险组：必须尽快给予强化治疗。

(1)非药物治疗

非药物治疗包括戒烟、限酒、低盐饮食、减少脂肪摄入、控制体重、适当运动、保持良好心态等。

(2)降压药物治疗遵循的原则

①小剂量：初始治疗应从小剂量开始，如果降压有效但是未达到治疗目标，可以根据患者情况逐渐加量以达到最佳效果。

②优先选择长效制剂：以保证平稳降压，减少因血压波动而造成的心血管事件的发生，且能提高患者的依从性。

③联合用药：如单一药物降压效果不理想，可采用两种或者两种以上药物联合治疗，有助于提高降压效果而不增加不良反应。事实上2级以上高血压应给予联合治疗。对于血压≥160/100mmHg或高于目标血压20/10mmHg或高危及以上患者，起始即可采用小剂量两种药物联合治疗。

④个体化：高血压是终身疾病，需终身服药。药物的选择取决于药物对患者的降压效应和不良反应。对于每个具体的患者来说，应根据其具体情况、药物有效性及耐受性，兼顾患者的经济条件和个人意愿，选用适合患者的降压药物。

(3)降压药物分类：目前临床常用的降压药物主要有五类：利尿剂、β受体阻滞剂、钙通道拮抗剂(CCB)、血管紧张素转换酶抑制剂(ACEI)、血管紧张素Ⅱ受体阻滞剂(ARB)。

①利尿剂：有噻嗪类、袢利尿剂和保钾利尿剂3类。用于轻中度高血压，尤宜于老年高血压包括老年单纯收缩期高血压、合并心力衰竭、肥胖者。噻嗪类是目前使用最多的利尿剂，有氢氯噻嗪和氯噻酮。降压起效较平稳、缓慢，持续时间相对较长，作用持久。主要不良反应是低钾血症和影响血脂、血糖、血尿酸代谢，往往发生在大剂量时，因此推荐小剂量使用。保钾利尿剂可引起高血钾，不宜与ACEI、ARB合用，肾功能不全者禁用。袢利尿剂主要用于合并肾功能不全的高血压患者。

②β受体阻滞剂：有选择性(β_1)、非选择性(β_1与β_2)和兼有α受体阻滞3类。常用的有美托洛尔、比索洛尔、阿替洛尔、卡维洛尔、拉贝洛尔。降压作用可能通过肾素释放的抑制、神经递质释放的减少、心排出量等达到降低血压的目的。降压起效较强而迅速，持续时间各种3受体阻滞剂有差异。适用于各种不同严重程度高血压，尤其是心率较快的中青年患者，或合并心绞痛、心肌梗死的患者，对老年人高血压疗效相对较差。β受体阻滞剂对心肌收缩力、房室传导及窦性心律均有抑制，

并可增加气道阻力。因此，支气管哮喘、急性心力衰竭、病态窦房结综合征、房室传导阻滞和外周血管病患者禁用，酌情用于糖尿病及高脂血症患者。不宜与维拉帕米同用。较高剂量β受体阻滞剂治疗时切忌突然停药，以免引起撤药综合征。

③钙通道拮抗剂(CCB)：又称钙拮抗剂，分为二氢吡啶类和非二氢吡啶类，前者以硝苯地平为代表，后者有维拉帕米和地尔硫卓。根据药物的作用持续时间，钙拮抗剂又可分为短效和长效。长效钙拮抗剂包括长半衰期药物，如氨氯地平等；脂溶性膜控型药物，如拉西地平和乐卡地平等；缓释或控释制剂，如非洛地平缓释片、硝苯地平控释片等。钙拮抗剂降压起效迅速，降压疗效和降压幅度相对较强，疗效的个体差异较小，与其他类型降压药物联合治疗能明显增强降压疗效。钙拮抗剂可用于中、重度高血压的治疗，适宜于单纯性收缩压增高的老年病患。主要缺点是开始治疗阶段有反射性交感活性增强，心率增快、面部潮红、头痛、下肢水肿等，尤其在使用短效制剂时。非二氢吡啶类抑制心肌收缩及自律性和传导性，不宜用于心力衰竭、窦房结功能低下或心脏传导阻滞患者。

④血管紧张素转换酶抑制剂(ACEI)：分为巯基、羧竣基和磷酰基三类。常用的有卡托普利、依那普利、贝那普利、赖诺普利等。此类药物降压起效缓慢，逐渐增强，与利尿剂联合应用可增强降压效果。ACEI 抑制剂可用丁各种类型、各种程度的高血压。由于 ACEI 具有改善胰岛素抵抗和减少尿蛋白作用，对肥胖或者合并糖尿病、心脏病、肾脏靶器官损害的高血压患者具有较好的疗效，特别适用于伴有心力衰竭、心肌梗死后糖耐量减退或糖尿病肾病的高血压患者。ACEI 常见的不良反应为刺激性干咳和血管性水肿，停药后可消失。高钾血症、双侧肾动脉狭窄患者和妊娠妇女禁用。血肌酐超过 265.2μmol/L 患者慎用。

⑤血管紧张素Ⅱ受体阻滞剂(ARB)：常用的有氯沙坦、撷沙坦、伊贝沙坦、替米沙坦等，降压作用缓慢而持久。各种不同 ARB 在降压强度上存在差异。低盐饮食或与利尿剂联合使用可明显增强降压效果。ARB 最大的特点是不良反应很少，不引起刺激性干咳，持续治疗的依从性高。虽然在治疗对象和禁忌证方面与 ACEI 相同，但 ARB 具有自身疗效特点，总体作用明显优于 ACEI 类。

除了上述五大类主要的降压药物外，还有α受体阻滞剂，如哌唑嗪、特拉唑嗪；肾素抑制剂，如阿利吉仑；直接血管扩张剂，如肼屈嗪等。

(4)降压药物的合理应用

①降压治疗方案：大多数无并发症或者有并发症的患者可以单独或联合使用噻嗪类利尿剂、β受体阻滞剂、CCB、ACEI 和 ARB，从小剂量开始服用，逐步递增。临床实际使用时，降压药的具体选择受患者心血管危险因素状况、靶器官损害、并

发症、降压疗效、不良反应以及药物费用等影响。目前认为，2 级高血压（＞160/100mmHg）患者在开始治疗时就可以采用两种降压药物联合治疗，有利于血压在相对较短的时间内达到目标值，同时也可减少不良反应。值得注意的是，联合治疗应采用不同降压机制的药物。比较合理的两种降压药联合治疗方案是：利尿剂与 ACEI 或 ARB；利尿剂与β受体阻滞剂；二氢吡啶类钙拮抗剂与β受体阻滞剂；钙拮抗剂与 ACEI 或 ARB。同时，三种降压药合理的联合治疗方案除有禁忌证外必须包含利尿剂。

②有并发症的降压治疗

a.脑血管病：已发生过脑卒中的患者，降压治疗的目的是减少再次发生脑卒中的概率。高血压合并脑血管病患者不能耐受血压下降过快或过大，易发生体位性低血压，因此降压过程应平稳、缓慢，最好不减少脑血流量。可选择 ARB、ACEI、长效钙拮抗剂或利尿剂。注意从单种药物小剂量开始，再缓慢递增剂量或联合治疗。

b.冠心病：高血压合并稳定性心绞痛患者的降压治疗，应选择β受体阻滞剂、ACEI 类和长效钙拮抗剂；发生过心肌梗死的患者应选择 ACEI 和β受体阻滞剂，有助于预防心室重构。

c.心力衰竭：高血压合并无症状左心室功能不全的患者，应选择 ACEI 和β受体阻滞剂，从小剂量开始；有心力衰竭症状的患者，采用利尿剂、ACEI 或 ARB 和β阻滞剂的联合治疗。

d.慢性肾衰竭：终末期肾脏病患者时常伴有高血压，降压治疗的目的主要是延缓肾功能恶化，预防心、脑血管疾病发生。应该实施积极的降压治疗策略，通常需要三种或三种以上降压药物才能达到目标水平。ACEI 或 ARB 在病情早、中期能延缓肾功能恶化，但要注意，在低血容量或病情晚期（肌酐清除率＜30mL/min 或血肌酐超过 265μmol/L 时，反而有可能使肾功能恶化。血液透析患者仍须降压治疗。

e.糖尿病：高血压患者约 10％有糖尿病和糖耐量异常，合并糖尿病的降压治疗为了达到目标水平，在改善生活行为基础上通常需要两种以上降压药物联合治疗。ARB 或 ACEI、长效钙拮抗剂和小剂量利尿剂是较合理的选择。ACEI 或 ARB 能有效减轻和延缓糖尿病肾病的进展，同时改善血糖控制。

（5）高血压急症的处理：高血压危象和高血压脑病的处理原则基本一致，即应尽快降压，制止抽搐，防治并发症。一般先将血压（在数分钟到 1h 内）降低 25％～30％为宜。

①迅速降压:首选硝普钠,该药通过直接扩张小动脉和小静脉的平滑肌而降压,为强有力的血管扩张剂,应在严密监测血流动力学的情况下避光静脉使用。开始剂量为 10μg/min。视血压情况逐渐加量以达到降压作用,一般临床常用最大剂量为 200μg/min。一般先将血压降到 150～160/95～100mmHg。也可用硝酸甘油代替硝普钠,硝酸甘油可扩张小静脉,选择性扩张动脉,可达到降压目的,开始 10μg/min 静滴,可用至 100～200μg/min。如为嗜铬细胞瘤所导致的高血压危象,首选酚妥拉明 5～10mg 快速静脉注射,起效后静脉维持,待血压降到 160/100mmHg 可逐渐减少用量,改为口服降压药物。

②制止抽搐:可用安定 10～20mg 肌注或静推,苯巴比妥钠 100～200mg 肌注。

③降低颅内压:20%甘露醇 125～250mL 快速静滴,半小时内滴完。必要时可 6h 重复 1 次。也可用速尿 40～80mg 静脉推注。

2.中医治疗

(1)辨证论治

辩证时首先应分清相关脏腑,后辨标本虚实。治疗当以调整阴阳、补虚泻实为原则。肾阳虚衰者温补肾阳,肝肾阴虚者滋补肝肾、平肝潜阳,肝阳上亢者平肝潜阳,痰湿内盛者祛痰降浊,瘀血阻窍者活血化瘀。

①肝阳上亢证:头晕头痛,面红目赤,烦躁易怒,口舌干燥,大便秘结,小便赤黄,舌红苔黄,脉弦细有力。

治法:平肝潜阳。

方药:天麻钩藤饮加减。若阳亢化风,加珍珠母以平肝息风;大便秘结者,加大黄(后下)以通腑泄热;若失眠者,加酸枣仁、远志以安神定志。

②痰湿内盛证:头晕头痛,头重如裹,困倦乏力,心胸烦闷,腹胀痞满,少食多寐,呕吐痰涎,手足麻木,舌胖苔腻,脉濡滑。

治法:祛痰降浊。

方药:半夏白术天麻汤加减。若痰热蕴结,加天竺黄、黄连以清热化痰;若脾虚湿困,加砂仁、藿香、焦神曲以健脾化痰。

③瘀血阻窍证:头痛经久不愈,固定不移,偏身麻木,胸闷不舒,面唇紫暗,舌暗有瘀斑,脉弦细涩。

治法:活血化瘀。

方药:通窍活血汤加减。若气虚明显,加黄芪、山药以补气活血;若阳虚明显,加仙茅以温阳化瘀;若兼血瘀化热,加牡丹皮、地骨皮以清瘀热。

④肝肾阴虚证:头晕耳鸣,目涩咽干,少寐健忘,五心烦热,腰膝酸软,小便短

赤，大便秘结。舌红少苔或无苔，脉弦细或细数。

治法：滋补肝肾，平肝潜阳。

方药：杞菊地黄丸加减。若心肾不交，加阿胶、酸枣仁、鸡子黄等交通心肾。

⑤肾阳虚衰证：头晕眼花，头痛耳鸣，心悸气短，形寒肢冷，腰膝酸软，失眠多梦，遗精阳痿，夜尿频多，大便溏薄，舌淡苔白，脉沉弱。

治法：温补肾阳。

方药：济生肾气丸加减。若阳虚甚者，加鹿角胶、杜仲以温补肾阳。

(2)常用中成药

①松龄血脉康：由葛根、珍珠粉等组成，具有活血化瘀、平肝潜阳等功效。适用于瘀血内阻，肝阳上亢证。用法：每次 3 粒，每日 3 次。

②天麻钩藤颗粒：由天麻、钩藤等组成，具有平肝潜阳等功效。适用于肝阳上亢证。用法：每次 1 包，每日 3 次。

③牛黄降压丸：由牛黄、钩藤、夏枯草等组成，具有平肝泄热，清心安神等功效。适用于肝阳上亢，肝火旺盛的高血压。用法：每次 2 粒，每日 3 次。

(3)外治法

①针灸疗法

a.体针：主穴：曲池、三阴交、足三里、太冲。配穴：肝火炽盛加行间、太阳；阴虚阳亢加太溪、神门；痰湿内盛加丰隆、内关；阴阳两虚加气海、关元。

b.耳针：取降压沟、心、皮质下、神门、肾上腺、交感、神门等穴，每次选 1～2 穴。每天 1 次，留针 30min，15～20 次为 1 个疗程。

c.灸法：取足三里、绝骨，按照瘢痕灸法常规施术。每个穴位连灸 5～7 壮，灸 3～5 次。

d.穴位注射：(a)足三里、内关。(b)合谷、三阴交。(c)太冲、曲池。方法：3 组穴位可交替使用，每个穴位注射 0.25%盐酸普鲁卡因 1mL，每日 1 次。

e.穴位埋线：(a)曲池、足三里。(b)心俞、太冲。方法：每次埋 1 组，2 组交替使用，埋15～20 天。

②气功疗法：取坐位练放松功。练功时须意守丹田，目不旁视，耳不旁听，心静神宁，引血气下行，放松全身肌肉，口中默念放松，呼吸自然。开始练 10min，逐渐增加至 30min，每天 2 次。

③中药泡脚疗法：将钩藤 20g 剪碎，用布包冰片少许，放入盆中加入温水泡脚，每次 30～40min，每日早晚各 1 次，10 日为 1 个疗程。

六、预防与调护

高血压及其引起的心脑血管疾病目前居于疾病死亡原因的首位，因此预防与调护格外重要。针对高血压应及早发现、及时治疗、坚持服药、减少并发症的产生，减少其严重后果。可以采取的预防措施有：保持乐观的情绪，注意劳逸结合；戒烟限酒；减少食盐、脂肪的摄入；控制体重，体重指数控制在 24 以内；定期健康检查，做到早发现，早治疗。

七、中西医结合治疗进展

中医和西医在治疗高血压病方面各有所长，也均有不足之处。现代研究发现，中医药在治疗高血压方面，可以整体调节、降压作用缓和、不良反应少、对靶器官损害的逆转及并发症的防治方面有一定作用，同时注重个体差异，可以做到因人而异。同时，中医药治疗高血压的不足之处也显而易见——起效慢、服用不方便。西医治疗高血压作用靶点明确、清楚、降压作用强而迅速，长效制剂可以 24h 平稳降压，对某些靶器官的受损有逆转作用。但是不良反应明显、血压波动大、耐药性、个体疗效差异大等不足之处也逐渐被人们发现并认识。近年来，高血压治疗逐渐从西医治疗向中西医结合治疗转变，中西医结合已经成为临床上高血压的常规治疗方法。目前中西医结合治疗主要包括以下几种：

1.降压西药加降压中成药

已经上市的中成药——安宫降压丸、罗布麻降压片、复方羚角降压片及牛黄降压丸等对于高血压前期及早期高血压均有较好的治疗作用。近年，几种较有效的中药制剂已被许多高血压患者使用。

2.降压西药加中药方剂

个体化治疗对于高血压患者十分重要，降压方剂可以根据患者具体病情调节组成，相对于组成成分固定的中成药更符合中医辨证施治的理论。

3.降压西药加穴位贴敷

如用中药贴敷于神阙，吴茱萸研末醋调贴敷涌泉，临床治疗中都取得了不错的疗效。此外，降压西药加针灸、推拿、浴足等非药物治疗，食疗、药膳等传统疗法结合西药治疗在临床上也取得了不错的疗效。

目前，中西医结合治疗高血压在控制血压、改善症状和减轻或逆转靶器官损害等方面均已取得可喜的成果,体现了优势互补。中西医结合治疗高血压一方面可以迅速治疗病理变化,另一方面可以在根本上大幅度改善高血压患者的血脂、血液流变学变化及血压状况,值得在临床上大规模推广。

虽然实践表明,中西医结合治疗是高血压病治疗的最佳方略,但临床上应注意几个关键问题:①把握中西医治疗理念的差异,客观评价中西医疗效;②坚持中药与西药的配伍应用;③讲求辨病治疗与辨证论治相结合;④科学防治靶器官损害;⑤重视高血压病的非药物治疗。

第三章　消化系统疾病

第一节　慢性胃炎

一、概述

慢性胃炎是胃黏膜在各种致病因素作用下所发生的慢性炎症性病变或萎缩性病变。目前对其命名和分类尚缺乏统一认识，一部分为慢性非萎缩性胃炎和慢性萎缩性胃炎，慢性胃炎无典型及特异的临床症状，大多数患者表现为消化不良的症状，如进食后觉上腹部饱胀或疼痛、嗳气、泛酸等，尤其是萎缩性胃炎患者，主要表现为胃部似有物堵塞感，但按之虚软。本病属于中医学"胃脘痛""胃痞证"的范畴。

本病发病率极高，在各种胃病中居于首位，占接受胃镜检查患者的80%～90%，男性多于女性，且其发病率有随年龄增长而有所升高的趋势。其病因迄今尚未完全明确。一般认为物理性、化学性及生物性有害因素持续反复作用于易感人体即可引起胃黏膜慢性炎症。已明确的病因包括胃黏膜损伤因子、Hp感染、免疫因素、十二指肠液反流、胃窦内容物潴留、细菌病毒和其毒素、年龄因素和遗传因素。

二、病因病机

胃脘痛发生的常见原因有寒邪客胃、饮食伤胃、肝气犯胃和脾胃虚弱等。胃主受纳腐熟水谷，若寒邪客于胃中，寒凝不散，阻滞气机，可致胃气不和而疼痛；或因饮食不节，饥饱无度，或过食肥甘，食滞不化，气机受阻，胃失和降引起胃脘痛；肝对脾胃有疏泄作用，如因恼怒抑郁，气郁伤肝，肝失条达，横逆犯胃，亦可发生胃脘痛；若劳倦内伤，久病脾胃虚弱，或禀赋不足，中阳亏虚，胃失温养，内寒滋生，中焦虚寒而痛；亦有气郁日久，瘀血内结，气滞血瘀，阻碍中焦气机，而致胃脘痛发作。总之，胃脘痛发生的病机分为虚实两端，实证为气机阻滞，不通则痛；虚证为胃腑失于温煦或濡养，失养则痛。

（一）实证

主症：上腹胃脘部暴痛，痛势较剧，痛处拒按，饥时痛减，纳后痛增。

兼见胃脘痛暴作，脘腹得温痛减，遇寒则痛增，恶寒喜暖，口不渴，喜热饮，或伴恶寒，苔薄白，脉弦紧者，为寒邪犯胃；胃脘胀满疼痛，嗳腐吞酸，嘈杂不舒，呕吐或矢气后痛减，大便不爽，苔厚腻，脉滑者，为饮食停滞；胃脘胀满，脘痛连胁，嗳气频频，吞酸，大便不畅，每因情志因素而诱发，心烦易怒，喜太息，苔薄白，脉弦者，为肝气犯胃；胃脘痛拒按，痛有定处，食后痛甚，或有呕血便黑，舌质紫暗或有瘀斑，脉细涩者，为气滞血瘀。

（二）虚证

主症：上腹胃脘部疼痛隐隐，痛处喜按，空腹痛甚，纳后痛减。

兼见泛吐清水，喜暖，大便溏薄，神疲乏力，或手足不温，舌淡苔薄，脉虚弱或迟缓，为脾胃虚寒；胃脘灼热隐痛，似饥而不欲食，咽干口燥，大便干结，舌红少津，脉弦细或细数，为胃阴不足。

三、辨病

（一）症状

慢性非萎缩性胃炎缺乏特异性症状，症状的轻重与胃黏膜的病变程度并非一致。大多数患者常无症状或有程度不同的消化不良症状，如上腹隐痛、食欲减退、餐后饱胀、反酸等。萎缩性胃炎患者可有贫血、消瘦、舌炎、腹泻等，个别患者伴黏膜糜烂者上腹痛较明显，并可有出血。本病进展缓慢，常反复发作，中年以上好发病，并有随着年龄增长而发病率增加的倾向。部分患者可无任何症状，多数患者可有不同程度的消化不良症状，体征不明显。各型胃炎其表现不尽相同。

1.慢性非萎缩性胃炎

可有慢性不规则的上腹隐痛、腹胀、嗳气等，尤以饮食不当时明显，部分患者可有反酸，上消化道出血，此类患者胃镜证实糜烂性及疣状胃炎居多。

2.萎缩性胃炎

不同类型、不同部位其症状亦不相。胃体胃炎一般消化道症状较少，有时可出现明显厌食、体重减轻，舌炎、舌乳头萎缩。萎缩性胃炎影响胃窦时胃肠道症状较明显，特别有胆汁反流时，常表现为持续性上中腹部疼痛，于进食后即出，可伴有含胆汁的呕吐物和胸骨后疼痛及烧灼感，有时可有反复小量上消化道出血，甚至出现呕血。

（二）体征

慢性胃炎大多无明显体征，有时可有上腹部轻压痛。

（三）辅助检查

1.实验室检查

(1)胃酸

浅表性胃炎胃酸正常或略低，而萎缩性胃炎则明显降低，空腹常无酸。

(2)胃蛋白酶原

由主细胞分泌，在胃液、血液及尿中均可测得。蛋白酶水平高低基本与胃酸平行。但主细胞比壁细胞数量多，所以在病态时，胃酸分泌常常低于蛋白酶原的分泌。

(3)促胃液素

由胃窦G细胞分泌。促胃液素能促进胃液特别是胃酸分泌，由于反馈作用胃酸低时促胃液素分泌增多，胃酸高时促胃液素分泌减低。此外血清促胃液素高低与胃窦黏膜有无病变关系密切。无酸的患者理应胃泌素升高，但若不高说明胃窦黏膜病变严重G细胞减少。

(4)幽门螺杆菌检查

可通过培养、涂片、尿素酶测定等方法检查。

(5)其他检查

如壁细胞抗体、内因子抗体或胃泌素抗体等。

2.影像学检查

(1)胃镜检查

悉尼分类系统对胃镜检查的描述词做了一系列的规定，包括对水肿、红斑、脆性、渗出、扁平糜烂、隆起糜烂、结节、皱襞肥大、皱襞萎缩、血管透见及出血点进行描述。

浅表与萎缩两型胃炎胃镜诊断与病理诊断的符合率为60%～80%。但胃镜所见与病理所见尚无一致规律，也难以用病理变化来解释胃镜所见如花斑样潮红、血管透见等。

(2)X线检查

浅表性胃炎X线无阳性发现。萎缩性胃炎可见皱襞细小或消失，张力减低。

黏膜的增生肥厚易被认为是肿瘤。胃窦部黏膜粗乱常诊断为肥厚性胃炎但不能被活组织检查证实。

四、类病鉴别

1.胃癌

慢性胃炎之症状如食欲不振、上腹不适、贫血等少数胃窦胃炎的X线征与胃癌颇相似,需特别注意鉴别。绝大多数患者纤维胃镜检查及活检有助于鉴别。

2.消化性溃疡

两者均有慢性上腹痛,但消化性溃疡以上腹部规律性、周期性疼痛为主,而慢性胃炎疼痛很少有规律性并以消化不良为主。鉴别依靠X线钡餐透视及胃镜检查。

3.慢性胆道疾病

如慢性胆囊炎、胆石症常有慢性右上腹、腹胀、嗳气等消化不良的症状,易误诊为慢性胃炎。但该病胃肠检查无异常发现,胆囊造影及B超异常可最后确诊。

4.其他

如肝炎、肝癌及胰腺疾病亦可因出现食欲不振、消化不良等症状而延误诊治全面细微的查体及有关检查可防止误诊。

五、治疗

(一)论治原则

本病以疏肝健脾、和胃止痛为论治原则。

(二)分证论治

1.脾胃虚弱(虚寒)证

主症:胃脘部隐隐作痛,得温痛减,口中和,喜热饮,或伴恶寒,舌淡胖边有齿痕,苔薄白,脉弦紧。

治法:温中健脾,和胃止痛。

主方:香砂六君子汤(《医方集解》)或黄芪建中汤加减。

药物:党参、炒白术、茯苓、法半夏、陈皮、木香、砂仁(后下)、干姜、炙甘草。

2.肝胃不和(或肝胃气滞)证

主症:上腹胃脘部暴痛,痛势较剧,痛处拒按,饥时痛减,口干口苦,苔薄白,脉弦紧。

治法:疏肝和胃,理气止痛。

主方:柴胡疏肝散(《景岳全书》)。

药物:柴胡、香附、川芎、陈皮、枳壳、白芍、甘草。

3.脾胃湿热证

主症:胃脘疼痛、嘈杂,痛势绵绵,纳后痛增,口干而不欲饮,苔白厚腻或黄腻,脉弦滑。

治法:清热除湿、理气和中。

主方:连朴饮(《霍乱论》)加减。

药物:黄连、厚朴、石菖蒲、制半夏、炒栀子、芦根、茵陈、生薏苡仁、炒莱菔子。

4.胃阴不足证

主症:胃脘疼痛、嘈杂,口干而不欲饮或饮而口渴不减,苔白少津或少苔,脉细。

治法:养阴益胃,和中止痛。

主方:益胃汤(《温病条辨》)加减。

药物:北沙参、生地、麦冬、白芍、川楝子、石斛、当归、甘草。

5.胃络瘀阻证

主症:胃脘部刺痛,痛势较剧,痛处不移,痛而拒按,舌边夹瘀斑瘀点,苔白,脉弦细涩。

治法:活血通络止痛。

方药:丹参饮合失笑散加减。

药物:丹参、砂仁(后下)、蒲黄、莪术、五灵脂、三七粉(兑服)、玄胡索、川芎、当归。

(三)中医特色治疗

1.中成药

(1)脾胃虚弱(寒)型:温胃舒胶囊或养胃舒胶囊,每次3粒,每天3次;胃康胶囊,日服3次,每次2粒;参附注射液,20～50mL静脉滴注,连续使用10～14天;益气复脉针,20mL静脉滴注,连续使用10～14天;生脉/参麦针,20～50mL静脉滴注,连续使用10～14天。

(2)肝胃气滞型:气滞胃痛颗粒,每次5g,每日3次;荆花胃康丸,每次2粒,每天3次;胆胃康胶囊,日服3次,每次2粒;枳术宽中胶囊,每次3粒,每日3次。血栓通注射液、丹参川芎嗪注射液、丹红注射液等均可使用。

(3)脾胃湿热型:三九胃泰颗粒、荆花胃康丸、肠胃舒胶囊等成药可用。丹红注射液、血必净注射液、丹参川芎嗪针等可使用。

(4)胃阴不足型:养胃舒胶囊,每次 2 粒,每天 3 次;猴头菌颗粒,每次 1 包,每日 3 次;延胡胃安胶囊,每次 2 粒,每天 3 次;生脉/参麦针,20～50mL 静脉滴注,连续使用 10～14 天。

(5)胃络瘀阻证:胃复春片、复方胃痛田七胶囊及参芎葡萄糖注射液、丹红注射液、血栓通注射液、丹参川芎嗪注射液等均可使用。

2.其他中医综合疗法

(1)针灸治疗

针灸治疗胃脘痛是目前主要的外治法之一,具有经济、方便、安全的优势,一些临床报道证明针灸对胃肠道功能具有双向调节作用,尤其对胃动力具有良好的双向调节功能,可能是改善慢性胃炎症状的病理基础,但同样缺乏严格的随机对照试验(RCT)证据。体针疗法取穴中脘、内关、胃俞等,根据证型可适当加减。如肝胃不和,可加肝俞、太冲、行间;脾胃虚弱,可加脾俞、气海;胃阴不足,可加三阴交、太溪;虚证用补法,其他证型用平补平泻,每日或隔日 1 次,10 次为一疗程,疗程间隔 3～5 天。

(2)穴位贴敷治疗

一是中药穴位给药,用芳香走窜之品渗透皮肤,使诸药通过经络传导,运行周身,以调整脏腑阴阳气血,扶正祛邪,从而改善临床症状。某医院消化内科分别采用胃寒贴、胃热贴敷膏治疗胃脘痛患者 1220 例,临床运用 5 年来,贴敷组临床总有效率达 93%,与内服传统方药、无穴位敷贴的对照组疗效出现明显差异,说明中药内服加外治法治疗胃脘痛疗效有明显提高。二是采用“穴位敷贴治疗贴”贴敷贴于上脘穴、神阙穴、关元穴等,对改善慢性胃炎引起的胃脘痛、上腹饱胀感、不思饮食等症已在临床证实是有益的,而且携带方便、使用便捷。

(3)耳穴

使用王不留行籽贴耳穴,主穴为胃、脾、皮质下、十二指肠、交感。配穴为肝、神门。

3.药膳疗法

药膳是在中医药学理论指导下,采用天然药物与日常食物,尤其是具有药用价值的食物,按一定配伍规则合理配制,烹制成即美味可口,又有一定疗效和养生作用的特殊膳食。其药性、食性兼而取之,两者相辅相成地发挥着药物和食物综合作用,慢性浅表性胃炎临床上多有食欲不振、纳少等消化不良症状,且本病反复发作,长期服药又极易败伤胃气,因而施用药膳治疗本病尤为适宜,不仅可以祛病疗疾,而且可收“淡食以养胃”之功，一举两得。

(1)白术猪肚粥

这是传统的中药方剂，来源于《圣济总录》，用于慢性浅表性胃炎之脾胃虚弱的食欲不振。

原料：白术 30g，槟榔 10g，生姜 10g，猪肚 1 个，粳米 100g，葱白 3 根切细，盐少许。

做法：将白术、槟榔、生姜捣碎，猪肚洗净去涎滑，纳药于猪肚中缝口，以水煮猪肚至熟，取汁，将粳米及葱白放入汁中煮粥，并加盐。

(2)玉竹粥

玉竹又称葳蕤，自古以来人们就把它当作滋补强壮、延年益寿药使用，不仅有补益作用，而且有美容之功。玉竹含有铃兰苦苷、铃兰苷、黏液质、蛋白质、淀粉、维生素等成分。现代药理研究证明，玉竹还有强心、降血糖等功效，适用于胃火炽盛或阴虚内热消谷善饥之胃炎患者。因其滋腻，胃部饱胀、口腻多痰、舌苔厚腻者忌服。

原料：玉竹 20g(鲜玉竹 60g)，粳米 100g，冰糖适量。

做法：将玉竹洗净，切片，放入砂锅内，加水煎取浓汁，去渣。将粳米洗净，连同煎汁放入砂锅内，加入适量水，用大火煮沸，改为小火煮约 30 分钟成粥，用冰糖调味即可。

(3)橘皮粥

适用于肝气犯胃之胃脘胀痛、食后尤甚不适者。

橘皮 15g(切碎)，白米 60g，同煮粥食。

六、西医治疗

(一)治疗原则

(1)消除和避免引起胃炎的有害因素：如戒除烟酒、避免服用对胃有刺激性的食物及药物等。

(2)根除 Hp。

(3)胃黏膜保护药。

(4)对症治疗。

(二)常用方法

1.药物治疗

①抗酸剂：浅表性胃炎因促胃液素刺激后胃酸较高而得，为了减少氢离子弥散

入有炎症的胃黏膜,可选用抗酸剂。

②解痉剂:用于减轻痉挛性疼痛,但不可长期服用。

③助消化药:重度食欲不振者可以选用。

④补酸剂:用于萎缩性胃炎低酸或无酸者。

⑤促胃排空剂:可减轻胃酸及胆盐对黏膜的侵袭。

⑥抗生素:协同杀灭 Hp。

2.手术治疗

慢性萎缩性胃炎伴重度异型增生在目前多认为系癌前病变,有人主张应考虑手术治疗。

七、预防调护

饮食有节,防止暴饮暴食,宜进食易消化的食物,忌食生冷、粗硬、酸辣刺激性食物。特别是要注意腹部保暖,早饭不仅必须吃,而且最好是温热的。

根据不同证型进行辨证论治,积极进行饮食指导,注重为患者进行心理疏导,调畅情志,尽量避免烦恼、忧虑,保持乐观情绪。必要时请脑病科医生会诊同时处理患者的焦虑—抑郁状态。

第二节　消化性溃疡

一、中医辨证

消化性溃疡因为临床常常表现为胃脘疼痛故一并放入胃脘痛进行补充阐述。本病的辨证论治应分清标本,一般来说新病多实证热证,久病者多虚证、寒证,更久则有血瘀或出现虚实夹杂证。应根据疼痛的部位、与饮食的关系,结合其他见症辨别虚实、寒热及气血调畅与否的不同进行治疗。临证时溃疡病可分为肝胃气滞型、脾胃虚寒型、胃阴不足型、脾虚血瘀型等中医证候,参照前诉之胃脘痛(慢性胃炎)相关章节进行辨证论治。临证治疗时常用疏肝和胃法、健脾益气法、温中散寒法、滋阴养胃法及标本同治的原则,应注意从胃、从肝或肝胃同治,且常根据其他脏腑阴阳偏衰的不同,分别加用补肾、泄胃热、活血化瘀、补气化瘀药物治疗,以达最佳效果。

中医辨证分型论治，具体内容如下。

1.肝胃气滞型

主证：胃脘部胀痛或隐痛，痛时窜至胸胁或后背，多有嗳气、泛酸、饮食减少，遇情志不舒时加重，舌苔薄白或薄黄，脉沉弦。

辨证：精神抑郁，情志不畅，肝木克伐脾土，导致肝气郁结，横逆脾胃故胃脘部胀痛或隐痛；肝气不舒，气机不畅则痛时窜到胸胁或背部；胃气上逆则嗳气泛酸；脾胃纳化失司则饮食减少；舌脉之象为肝胃不和之征。

治则：疏肝和胃，理气止痛。

方药：柴胡疏肝散化裁。

柴胡 10g，枳壳 9g，香附 6g，川楝子 9g，芍药 10g，炙甘草 6g。

随证加减用药：疼痛甚者，加元胡 10g，乌药 10g；吐酸甚者，加乌贼骨 15g，瓦楞子；胀甚者，加陈皮 10g，广木香 10g，砂仁 9g；食滞嗳气者，加麦芽 20g，神曲 20g，莱菔子 20g；恶心反胃者，加半夏 10g，生姜 9g，代赭石 20g。

2.脾胃虚寒型

主证：胃脘隐痛，空腹为甚，得食则缓，喜暖喜按喜热饮食，泛吐清水，四肢不温，神疲乏力，大便溏薄，舌质淡，苔白润，脉细或沉迟无力。

辨证：脾胃虚弱，故胃脘隐痛绵绵，疼痛以空腹为甚，得食则缓；寒者得温易散，虚者得按则舒，故喜暖喜按喜热饮食；脾主四肢，主运化，阳虚则四肢不温，神疲乏力，泛吐清水，大便溏薄；舌质淡，苔白润，脉细或沉迟无力为脾胃虚寒之象。

治则：温中健脾。

方药：黄芪建中汤加减。

黄芪 20g，桂枝 9g，白芍 15g，炙甘草 9g，干姜 6g，木香 6g，大枣 3 枚。

随证加减用药：泛酸者，加煅瓦楞、煅牡蛎、海螵蛸；泛吐清水较多者，加半夏、陈皮、茯苓；痛发作时合良附丸（良姜、香附）；呕吐者，加吴茱萸等；中气下陷者，加升麻、柴胡、枳壳；吐血便血者，加地榆炭、乌贼骨、白及、赤石脂、生三七粉。

3.胃阴不足型

主证：胃脘隐痛或灼痛，或伴嘈杂，或饥而不欲食，似烦不眠、口干唇燥、大便干结、舌红少苔、无苔或则少津，脉细数。

辨证胃阴不足，胃失濡养。故胃隐痛或灼痛；虚热内扰，故胃脘嘈杂；冒失津润则不欲饮食，阴虚内热则心烦不眠；津亏液少则口干唇燥、大便干结；舌红少苔、无苔或少津，脉细数为阴虚内热之象。

治则：养阴益胃。

方药:麦门冬汤或益胃汤加减。麦门冬15g,玉竹15g,石斛10g,南沙参15g,北沙参20g,粳米15g,甘草5g,大枣3枚。

随证加减用药:口干舌燥、胃脘嘈杂、胃酸缺乏者,加乌梅、山楂,以酸甘化阴;胃脘痛、胀较甚者,酌加川朴花、佛手花、玫瑰花理气而不伤阴之品;大便干结者:加火麻仁、瓜蒌仁以润肠通便。

4.脾虚血瘀型

主证:胃脘刺痛,痛处固定,食后加重,拒按,或见呕血,舌质紫暗,有瘀斑,脉弦或涩。实证出血,来势急,舌质红,舌苔黄,脉弦数有力,或弦细无力;虚证出血,来势较缓,面色苍白,舌暗淡,脉细弱。

辨证:胃脘痛日久不愈,久病多瘀,瘀血阻络,气血运动不畅,故胃脘痛较剧,刺痛,或呈刀割样疼痛。瘀血有形,故痛有定处而拒按,食与瘀并,故食后疼痛尤甚;久病入络,络脉受损,故见呕血、便血;实证多与热证并存,热迫血行,故实证出血急;虚证多与寒证参见,故虚证出血缓。舌质暗紫,或有瘀斑,脉涩,为瘀血阻络、血行不畅之症。

治则:化瘀通络,理气止痛。

方药:丹参饮合失笑散加减。丹参15g,檀香9g,砂仁6g,生蒲黄9g,五灵脂12g(包),元胡9g,赤芍12g,白芍12g,当归9g,木香9g,甘草6g。

若呕血、便血,宜辨寒热而治之。呕血鲜红,舌红苔黄,脉弦数者,属气郁化火,火邪犯胃,迫血妄行,用泻心汤加味,以清火凉血止血;若大便色黑,面色萎黄,四肢不温,舌淡脉细无力者,属脾胃虚寒,脾不统血,当选用黄土汤加泡姜炭、地榆岩、乌贼骨以温阳健脾止血。若出血量大者,应中西医结合救治,必要时外科治疗。

消化性溃疡,属中医学"胃脘痛"范畴,主要因胃失和降、"不通则痛"所致。病位在胃,但与肝、脾两脏密切相关。肝气易犯胃克脾,脾胃可互相累及。临床上肝多实,脾多虚,胃多气滞血瘀。处方用药时要根据肝、脾、胃之病机特点灵活施治。肝气犯胃者,应掌握"治肝可以安胃"、"忌刚用柔"的原则,做到疏肝不忘和胃,理气慎防伤阴。脾胃虚寒者,温中健脾,应注意不宜过用久用辛香温燥之品。"酸甘化阴"法为治疗胃阴不足之大要,不可疏忽。无论是哪型胃脘痛之消化性溃疡,久之,皆可入络,形成瘀血阻络,故久病之溃疡病,化瘀通络,理气止痛不可忘记。

此外,还应重视饮食调摄,保持乐观,适当体育锻炼,或选用治疗消化性溃疡西药治疗。

单方验方:①溃疡片(海螵蛸、元胡、枯矾、天仙子、白及、乌药),每次8片,每日3次;②乌贝散(乌贼散85%、浙贝母15%),共研为末,9~15g,每日3次;③干姜

9g，寇仁 6g，水煎服。

（二）胃肠溃疡病穿孔的治疗

1.治疗原则

该病以禁食、早期手术、抗休克、抗感染等为治疗原则。

（1）禁食

一经确认为溃疡病急性穿孔，即禁任何饮食，包括各种药品，目的是尽量减少胃内容物及胃酸分泌。

（2）止痛

由于溃疡穿孔的疼痛剧烈难忍，有些患者可因疼痛而休克，故一旦明确诊断即可注射哌替啶等止痛针剂，解除患者痛苦。

（3）胃肠减压

及早放置胃管，抽吸胃内容物，减轻胃肠压力，防止外溢腹腔继续污染。

（4）静脉输液

可根据患者呕吐轻重、尿量多少、体温变化、胃肠减压量及血压改变情况等，及时补充调整输液量和电解质，并加强营养等支持治疗。

（5）抗感染

多采用抗菌能力强且抗菌谱广的抗生素，如头孢菌素类、氨苄西林等。

（6）手术或非手术疗法

医生可根据患者具体情况及其病情发展决定是否采用手术治疗。

溃疡穿孔时应以手术治疗为主，应在发病 6～12 小时内施行紧急手术治疗。手术时机非常重要，如穿孔时间超过 24 小时，虽予手术治疗，但死亡率亦大增；即使幸存，也易引起腹腔内脓肿或广泛粘连。所以，早期诊断，及时处理非常重要。手术应以方法简单、时间短、解决主要问题为原则，可结合患者病史长短、溃疡症状轻重、腹腔污染情况及有无其他并发症来决定是做单纯的修补亦或胃次全切除术。复杂的穿孔，如患者条件允许可争取做胃次全切除术。

2.手术指征

（1）年龄在 45 岁以上、溃疡病史 5 年以上者。

（2）有出血史或再次穿孔者。

（3）饱餐后发生的穿孔。

（4）穿孔后就诊不及时者。

（5）一般情况差，血压、脉搏不稳定或有休克及明显中毒症状者。

（6）合并有出血或幽门梗阻者。

(7)经非手术疗法效果不佳或病情更趋恶化者。

(三)溃疡病大出血治疗

1.治疗原则

该病应积极进行内科保守治疗,内科保守治疗无效时即考虑外科手术治疗。

(1)患者绝对卧床休息,尽量解除其顾虑和紧张情绪,与抢救无关的检查,均应延缓进行。注意保暖,必要时可采取头低位,以增加脑的血液供给。有焦虑或烦躁不发时,可肌内注射镇静剂。

(2)密切观察病情,注意血压、脉搏、呼吸、体温、小便量及一般情况。出血较多的患者,每 0.5～1 小时测量血压一次,每 4～6 小时查 RBC、血色素。

(3)血压偏低或休克时应予吸氧。

(4)出血期间一般不宜禁食,因食物可抑制胃的饥饿收缩使血液凝固,其次可中和胃酸,供给营养。应给予少量多次流质饮食,如牛奶、豆浆、蛋汤、肉汤等。如有恶心、呕吐可暂停饮食,待呕吐停止,即可恢复饮食。

(5)及时补充血容量,防止休克。输血的指征为:①收缩压低于 12kPa (90mmHg);②脉搏 120 次/分以上;③血色素 7g 以下;④有休克体征。出血量在 300mL 以下时机体可自身代偿,一般不必输血和输液;出血量在 300～600mL 时,通过输液可以纠正血压,可以不输血;出血量在 600mL 以上要尽快补充血容量。符合以上输血指征,输血宜早不宜迟。输血量可根据具体情况而定,每次输血 300～400mL,如血色素无回升,可再次输血。输血既可纠正休克,提高血色素,还有止血作用。

(6)及时应用止血疗法。止血措施除开输血外,还有应用止血药。常用的各种止血药如维生素 K_1、酚磺乙胺、氨甲苯酸等,也可用西咪替丁、雷尼替丁、法莫替丁、奥美拉唑等抑制胃酸针剂止血,口服凝血酶或注射凝血酶原复合物止血等,亦可口服云南白药等中药止血,还可采用冰盐水洗胃等措施。

(7)在治疗溃疡病大出血过程中,必须注意检查和处理酸中毒及水电解质紊乱。大出血后,血钾、血钠丢失易引起电解质紊乱,同时也容易引起酸中毒。因此要注意及时补充和纠正。

(8)防止急性肾衰竭,保护心、脑、肾重要脏器的功能。大出血后血压下降,甚至休克,若未及时纠正,可影响心、脑、肾功能,如长时间休克可出现无尿,甚至出现肾衰竭。此时应在积极补液的基础上静脉滴注 20%甘露醇 100mL,以达到每小时尿量不少于 30mL。

(9)积极治疗溃疡病,以预防为主。

(10)若内科保守治疗不能控制出血者,应考虑进行外科手术治疗。

溃疡病大出血一般先采用内科保守治疗,90%以上的患者经过合理的内科治疗可以止血目的。但仍有5%～10%患者经内科治疗未能止血,应考虑外科手术治疗。溃疡病并发大出血的手术指征,应根据患者的年龄、全身状况、病史、溃疡和出血部位、临床表现及其他具体情况综合分析,及时判断。

2.手术指征

(1)出血量大。一次出血量在1000～1500mL以上,且仍出血不止者,或大出血,短期内出现休克,12小时内输血800～1000mL后血压仍不稳者。

(2)有多次出血史,在保守治疗期间又发生出血者。

(3)大量呕血及持续黑便,发生休克者。

(4)年老患者出血不止,且伴有动脉硬化,血管收缩不良,止血效果不理想者。

(5)合并幽门梗阻者。

(6)疑为动脉溃破出血者。

(7)胃镜检查发现溃疡基底有暴露血管者。

(8)可疑癌变出血者。

(四)溃疡病复发的预防

(1)保持良好的心理状态,建立良好的生活习惯,戒除不良的嗜好。

(2)做好饮食调节。消化性溃疡患者溃疡愈合后,还应定时定量进餐,食营养丰富、易于消化的食物,不宜进食刺激性食物和酸性食物,避免使用对胃有损害的药物。

(3)一定要坚持有规律的治疗。溃疡病是一种慢性病,应进行充分的、有规律的、长疗程的治疗,才能有效地降低复发,应根据患者实际情况,合理选择抗溃疡病药物,充足剂量、不间断地进行一年以上服药治疗,才能有效控制复发。

(4)同时应积极治疗胃、十二指肠炎症,积极防治慢性肝炎、贫血等疾病。

(5)此外,还必须进行药物预防,定期服用维生素A、维生素C、维生素E等药物,促进上皮细胞及结缔组织的修复,增加机体抗病能力。

近代研究认为,溃疡病主要是胃酸、胃蛋白酶侵袭球部黏膜,前者攻击力超过后者防御力所致。现代溃疡病治疗的策略已着眼于减少胃酸分泌和提高黏膜抵御侵袭能力两个方面。有关医学专家认为,对Hp阳性的球部溃疡患者可用H_2受体拮抗剂合并抗菌药(如庆大霉素口服片、麦滋林—S颗粒、胶体铋剂);对Hp阴性球部溃疡患者可用H_2受体阻滞剂合并黏膜保护剂(如硫糖铝等)治疗。对难治性十二指肠溃疡可采用PPI奥美拉唑治疗4～6周。以上联合用药对降低球部溃疡的复发率大有裨益。

溃疡愈合后，为预防复发可采用长程半量 H_2 受体拮抗剂每晚服用，需 6 个月至 1 年甚至更长些时间。这种维持量疗法适用于慢性溃疡有出血史、经常复发（每年发作 2 次以上）的老年患者。对于近 3 年内经胃镜诊断为溃疡病，每年至少有一次急性发作的 18～60 岁十二指肠球部溃疡患者，可采用短程住院治疗后再进行症状控制疗法。

第三节 溃疡性结肠炎

一、概述

“肠澼”一名源于《黄帝内经》，另称为“滞下”，是指由于各种致病因素作用于人体结肠和直肠而引起大便异常的一类常见脾胃病。病变主要累及大肠黏膜、黏膜下层，临床症状主要表现为腹痛、腹泻、里急后重、黏液血便等，经典的肠澼证属是对脾与胃、肺与大肠表里传变的一类泄、痢证候或病证的概括，包括泄泻、痢疾两种疾病。泄泻是指大便次数增多，粪便稀薄或便下稀水的疾病；痢疾是指便次数频多、里急后重、便下脓血的病证，两者都是大便失常的胃肠疾病。现代医学诊断的感染性、非感染性、慢性非特异性结直肠炎症性疾病，如细菌性痢疾、慢性结肠炎及溃疡性结肠炎等参照本章进行辨证论治。

该病致病因素涉及环境、感染、免疫、遗传等诸多方面，其中有的疾病发病机制尚未完全清楚。各个年龄、性别均有发病，多见于 20～40 岁，亦可见于儿童或老年。平均来说，溃疡型结肠炎好发于 35 岁左右。发达国家及城市多于农村。

二、病因病机

《黄帝内经》中肠澼证分为飧泄、赤痢、白痢及赤白痢，“肠澼者：阴邪在里在下，大小肠有辟积而生诸证，故膜满、飧泄，久为肠澼”。《伤寒论》中把肠澼证作为“下痢”论述，分为虚寒痢、湿热痢、休息痢。《素问·太阴阳明论》篇说：“故犯贼风虚邪者阳受之，食饮不节，起居不时者阴受之。阳受之则入六腑，阴受之则入五藏。入六腑则身热不时卧，上为喘呼；入五藏则膜满闭塞，下为飧泄，久为肠澼。”《素问·五藏别论》说：“六腑者传化物而不藏，故实而不能满也。”六腑的病机主要表现为传化失常，通降失调。病位在肠，与脾胃关系密切，认为其病因与外感风寒湿热有关，如《素问·太阴阳明论》篇说“故伤于风者，上先受之；伤于湿者，下先受之”；与饮食不慎有关，如《素问·生气通天论》篇说“因而饱食，筋脉横解，肠澼为痔”；与脾胃损伤有关，如《素问·藏气法时论》篇说“脾病者飧泄食不化”；与肠道气机不利有关，如《素问·举痛论》篇说“怒则气逆，甚则呕血及飧泄，故气上矣等”。历代医家对肠澼证多有论述和研究，发展至隋朝最为完善，融会贯通了肠澼证属的病因与病机、病能与病形的辨证学说。其病因概括为外感六淫，饮食不节，七情内伤，先天不足等。上述病因而致湿热、积滞等邪气客于肠道，邪气与肠道气血相搏，导致大肠传导失司，气血凝滞后脂膜血络损伤，血败肉腐，瘀滞成脓，内溃成疡，腐败化为黏液血便而下，而成此病。气机阻滞，腑气不通，故见腹痛，里急后重。病程日久，经久不愈，反复发作，损耗正气，导致多脏器受损，多以肝、脾、肺、肾损害为本，湿、热、瘀、积为标，成虚实夹杂之证。

（一）实证

1.主症

腹痛拒按，痛有定处，下利脓血、血色紫黯或黑便，泻下不爽，里急后重，食少纳呆，腹胀，舌红，苔黄腻，脉滑数或濡数。

2.兼见

腹部有痞块，胸胁胀痛，肌肤甲错，自觉身热，肛门灼热，下腹坠痛不适，口干苦或口臭，小便短赤，乏力。

（二）虚证

1.主症

五更泄泻，大便清稀或完谷不化，便意频频，排出不畅，便中夹有黏液或少量脓血，饮食量少腹胀，腹痛喜温按，舌淡有齿痕，苔薄白，脉细弱。

2.兼见

腰膝酸软，形寒肢冷，精神不振，面色不华，心烦易怒，头晕目眩，神疲乏力，肠鸣体倦，少气懒言。

三、辨病

（一）症状

1.临床表现

多数起病缓慢，少数急性发病。病程呈慢性经过，迁延数年至数十年，常呈发作期与缓解期交替。临床表现与病程长短、病变范围、病期早晚及有无并发症有关。①消化系统症状：为持续性或反复发作性黏液血便、腹痛、腹胀，较严重的病例可有食欲不振、恶心、呕吐。②全身表现：急性期或发作期伴有低或中度热，重症可有高热、心率加速等毒性症状；病程进展或恶化可出现消瘦、贫血，水、电解质紊乱，低蛋白及营养障碍，体重下降等全身症状；部分患者可见杵状指、关节炎、虹膜睫状体炎、结节性红斑、口腔黏膜溃疡、硬化性胆管炎、血管炎等。

2.临床分型

(1)按病程分为初发、慢性复发、慢性持续及急性爆发。

(2)按病情程度分为轻、中、重三级。

(3)按病变范围分为直肠、直肠乙状结肠、右半结肠、区域结肠或全结肠。

(4)按病期分为活动期或缓解期。

3.并发症

①中毒性巨结肠；②直肠结肠癌变；③其他，直肠结肠大量出血、急性穿孔、肠梗阻，偶见瘘管形成、肛门直肠周围脓肿。

(二)体征

轻型患者除左下腹有轻压痛外无其他阳性体征。重症和爆发型患者有明显鼓肠、肌紧张、腹部压痛或反跳痛，有些患者可触及痉挛或肠壁增厚的乙状结肠或降结肠。

(三)辅助检查

1.实验室检查

(1)大便检查

动期以糊状黏液、脓血便最为常见，镜下检查有大量的红细胞(RBC)、脓细胞，其数量变化常与疾病的病情相关。涂片中常见到大量的多核巨噬细胞。慢性非特异性溃疡性结肠炎患者大便隐血试验可呈阳性。为了避免因口服铁剂或饮食引起大便隐血试验呈假阳性，可以采用具有较高特异性的抗人血红蛋白(Hb)抗体做检查。粪便病原学检查有助于排除各种感染性结肠炎，容易混淆的病原体包括痢疾杆菌、结核杆菌、空肠弯曲杆菌、沙门菌、贾兰鞭毛虫等，其次为阿米巴原虫、难辨梭状杆菌、沙眼衣原体、巨细胞病毒、性病性淋巴肉芽肿病毒、单纯性疱疹病毒、Norwalk 病毒、组织胞浆菌、芽生菌、隐球菌、小肠结肠炎耶尔森杆菌等。

(2)血液检查

大多数患者白细胞(WBC)计数正常，但在急性活动期，中重型患者中可有轻度升高，严重者出现中性粒细胞中毒颗粒。50%～60%患者可有不同程度的低色素性贫血。在活动期时，血沉（ESR）常升高，多为轻度或中度增快，常见于较重病例。但 ESR 不能反映病情的轻重。

（3）C 反应蛋白检测（CRP）

正常人血浆中仅有微量 C 反应蛋白，但轻度炎症也能导致肝细胞合成和分泌蛋白异常，因此，CRP 可鉴别功能性与炎症性肠病。损伤 16 小时 CRP 可先先其他炎性蛋白质升高，而纤维蛋白原和血清黏蛋白则在 24～48 小时后才升高。克罗恩病（Crohn）患者，CRP 较慢性非特异性溃疡性结肠炎患者高，提示两者有着不同的急性反应相。炎症性肠病有活动时，CRP 能反应患者的临床状态。需要手术治疗的患者 CRP 常持续升高；病情较严重的患者，若 CRP 高时，对治疗的反应则缓慢。该试验简单易行、价廉，较适合在基层医院使用。免疫学检查一般认为免疫学指标有助于对病情活动性进行判断，但对确诊本病的意义则有限。在活动期，血清中 IgG、IgA 和 IgM 可升高，T/B 比率下降。在 Crohn 病和一些慢性非特异性溃疡性结肠炎患者中，白介素-1（IL-1）和白介素-1 受体（IL-1R）的比值较正常人及其他炎症患者为高。炎症性肠病的组织中 IL-1 含量增加，而且其含量与病变的活动性成正比。

（4）黏膜病理学检查

有活动期和缓解期的不同表现。活动期：①固有膜内有弥漫性、慢性炎症细胞及中性粒细胞、嗜酸粒细胞浸润；②隐窝有急性炎症细胞浸润，尤其是上皮细胞间有中性粒细胞浸润及隐窝炎，甚至形成隐窝脓肿，可有脓肿溃入固有膜；③隐窝上皮增生，杯状细胞减少；④可见黏膜表层糜烂、溃疡形成和肉芽组织增生。缓解期：①中性粒细胞消失，慢性炎症细胞减少；②隐窝大小、形态不规则，排列紊乱；③腺上皮与黏膜肌层间隙增大；④潘氏细胞化生。

（5）其他检查：血清免疫球蛋白 IgA、IgG、IgM、补体 C3 含量测定。

2.影像学检查

（1）CT 和 MRI 检查

以往 CT 很少用于肠道疾病的诊断，而随着技术的提高，CT 可模拟内镜的影像学改变用于慢性非特异性溃疡性结肠炎的诊断。表现有：①肠壁轻度增厚；②增厚的肠壁内可显示有溃疡；③增厚的结肠壁内、外层之间呈环状密度改变，似“花结”或“靶征”；④可显示慢性非特异性溃疡性结肠炎的并发症，如肠瘘、肛周脓肿。但 CT 所示肠壁增厚为非特异性改变，且不能发现肠黏膜的轻微病变和浅表溃疡，对慢性非特异性溃疡性结肠炎的诊断存在一定的局限性。

(2)X线检查

①腹部X线,在临床上已很少应用腹部X线诊断慢性非特异性溃疡性结肠炎,其最重要的价值在于诊断中毒性巨结肠。对中毒性巨结肠患者应每隔12~24小时做一次腹部X线检查,以监测病情变化。X线表现为结肠横径超过5.5cm,轮廓可不规则,可出现“指压迹”征。②钡剂灌肠检查,是慢性非特异性溃疡性结肠炎诊断的主要手段之一,但X线检查对轻型或早期病例的诊断帮助不大。气钡双重对比造影明显优于单钡剂造影,有利于观察黏膜水肿和溃疡。③肠系膜上或肠系膜下动脉选择性血管造影,血管造影可使病变部位的细小血管显影,对本病的诊断可提供有力帮助。典型表现可见肠壁动脉影像有中断、狭窄及扩张,静脉像早期则显示高度浓染,而毛细血管像显示中度浓染。

(3)电子肠镜检查

结肠镜检查是诊断慢性非特异性溃疡性结肠炎最重要的手段之一,既可直接观察结肠黏膜的变化,可确定病变的基本特征和范围,又能进行活组织检查,因此,可以大大提高诊断慢性非特异性溃疡性结肠炎的准确率,对本病的诊断有重要价值。此外,在慢性非特异性溃疡性结肠炎癌变监测过程中也起着十分重要的作用。但病变严重并疑有穿孔、中毒性结肠扩张、腹膜炎或伴有其他急腹症时,应列为结肠镜检查的禁忌证。

(4)超声显像:因肠腔内气体和液体的干扰,超声显像难以得到满意的结果,因此,超声显像被认为不适合于胃肠疾病的检查,但仍有学者致力于超声在胃肠疾病诊断中应用价值的探索。研究者提出慢性非特异性溃疡性结肠炎的主要超声征象是肠壁增厚,范围在4~10mm(正常为2~3mm);同时可显示病变的部位、范围和分布特点。

四、类病辨别

1.大肠癌

直肠结肠癌多见于中年以上人群,直肠癌指诊检查时常可触及肿块,粪便隐血试验常呈阳性。结肠镜和钡剂灌肠检查对鉴别诊断有价值,但需和慢性非特异性溃疡性结肠炎癌变相鉴别。

2.肠易激综合征

发病与精神、心理障碍有关,常有腹痛、腹胀、腹鸣,可出现便秘与腹泻交替,伴有全身神经症症状。粪便有黏液但无脓血,显微镜检查偶见少许白细胞,结肠镜等检查无器质性病变。

3.慢性阿米巴痢疾

病变常累及大肠两端，即直肠、乙状结肠和盲肠、升结肠。溃疡一般较深，边缘潜行，溃疡与溃疡之间黏膜多为正常，粪便检查可找到溶组织阿米巴滋养体或包囊，通过结肠镜采取溃疡面渗出物或溃疡边缘组织查找阿米巴，阳性率较高；抗阿米巴治疗有效。

4.其他

如结肠血吸虫病、慢性细菌性痢疾、缺血性结肠炎、甲状腺功能亢进、糖尿病、肾功能不全亦可因出现食欲不振、消化不良等症状而延误诊治，全面细微的查体及有关检查可防止误诊。

五、治疗

（一）论治原则

该病以扶正祛邪、标本兼顾为论治原则。

（二）分证论治

1.大肠湿热证

治法：清热燥湿，调气行血。

主方：白头翁汤（《伤寒论》）合葛根芩连汤（《伤寒论》）加减。

药物：白头翁、黄连、黄柏、秦皮、葛根、黄芩、当归、木香、芍药、甘草。

中成药：克痢痧胶囊、肠胃舒胶囊、雪胆素胶囊。

2.脾气虚弱证

治法：健脾益气，升阳除湿。

主方：参苓白术散（《太平惠民和剂局方》）加减。

药物：党参、茯苓、白术、山药、莲子肉、白扁豆、薏仁米、砂仁、桔梗、甘草。

中成药：固本益肠片、院内制剂健脾养肝丸。

3.脾肾阳虚证

治法：健脾补肾，温阳化湿。

主方：理中丸（《伤寒论》）和四神丸（《证治准绳》）加减。

药物：党参、干姜、白术、甘草、补骨脂、肉豆蔻、吴茱萸、五味子、益智仁、赤石脂。

中成药：固本益肠片、复方木香黄连素片及院内制剂培土扶正丸。

4.肝郁脾虚证

治法:疏肝理气,健脾和中。

主方:痛泻药方(《景岳全书》)和四逆散(《伤寒论》)加减。

药物:白术、白芍、陈皮、炒防风、柴胡、炒枳实、甘草。

中成药:痛泻宁颗粒及肠胃舒胶囊。

5.阴血亏虚证

治法:滋阴养血,益气建中。

主方:驻车丸(《备急千金要方》)。

药物:黄连、阿胶、北沙参、乌梅、石斛、当归、芍药、甘草。

中成药:固本益肠片及院内制剂灵芝益寿丸。

6.瘀阻肠络证

治法:活血化瘀,理肠通络。

主方:少腹逐瘀汤(《医林改错》)加减

药物:小茴香、元胡、川芎、蒲黄、五灵脂、红花、生三七、乌药、肉桂、当归、赤芍。

中成药:固本益肠片及院内制剂健脾养肝丸。

(三)中医特色治疗

1.中药灌肠

中药灌肠是中医治疗本病的优势特色,灌肠方以健脾清肠汤为主,药物组成:酒制大黄30g,诃子15g,茯苓30g,白芨15g,紫草10g,生三七粉8g,白芷30g,川椒15g,仙鹤草15g。

将上药浸泡30分钟,煎沸浓缩至100mL,以250mL玻璃输液瓶盛装,药液温度为38℃,插入肛管滴注灌肠。

该方法是利用灌肠器直接将药物浓汁缓慢注入患者肠腔,一方面可以使药物直达病所,作用于肠壁,充分接触病灶,改善局部血运,保护肠道溃疡面,能较好地促进炎症吸收和溃疡愈合;另一方面,直肠给药能有效避免药物被胃肠道酸碱和消化酶破坏及肝脏的解毒作用,和口服汤药配合起来往往疗效很好。许多医家在古方的基础上,再结合自身临床经验,总结出许多灌肠方,作用于临床效果较好。

2.其他中医综合疗法

(1)中医针灸疗法:是最常用的非药物疗法,对溃疡性结肠炎有一定的疗效,又可避免药物的毒性作用。可选针灸并用取关元、气海、天枢、上巨虚、足三里、阴陵泉、脾俞、胃俞、大肠俞穴位;也可隔药灸组中脘、气海、足三里、大肠俞、天枢、上巨虚穴位,还可在足三里、脾俞、阳纲、意舍、大肠、天枢、大横、上巨虚、下巨虚、膏盲等穴位埋线治疗。

（2）穴位贴敷治疗：用穴位贴敷贴或腹泻灸贴于穴位，选用脾俞、肾俞、足三里、天枢、大肠俞，有调理胃肠功能、运化水谷、渗利除湿、和营统血、温补肾阳、健脾除湿、促进胃肠蠕动及消化吸收的作用，并促进溃疡愈合、提高机体各种特异及非特异性免疫功能等之功效。

（3）中药静脉滴注（选择合适的药物）、腹部中药热奄包外敷、艾灶灸（隔姜灸）、中药泡脚及微波照射穴位治疗等中医药综合治疗法也对本病治疗和康复有益。

3.药膳疗法

药膳是在中医药学理论指导下，采用天然药物与日常食物，尤其是具有药用价值的食物，按一定配伍规则合理配制，烹制成既美味可口，又有一定的疗效和养生作用的特殊膳食。其药性、食性兼而取之，两者相辅相成地发挥着药物和食物综合作用，慢性浅表性胃炎临床上多有食欲不振、纳少等消化不良症状，且本病反复发作，长期服药又极易败伤胃气，因而施用药膳治疗本病尤为适宜，不仅可以祛病疗疾，而且可收“淡食以养胃”之功，一举两得。

（1）马齿苋绿豆汤

材料：绿豆 50g，马齿苋 50g，粳米 50g。

做法：将马齿苋、绿豆、粳米同煮成粥。

药用：每天 2 次。

功效：对腹痛、便下脓血、赤白黏冻、小便黄短有疗效。

（2）萝卜姜汁糖茶

材料：姜汁 15mL，蜜糖 30g，萝卜汁 50mL，浓红茶一杯。

做法：调匀，蒸热。

药用：每天 2 次。

功效：温化寒湿、行气导滞；对腹痛、舌淡、脉濡缓、里急后重、下痢白多赤少、纯白黏冻有疗效。

（3）大麦土豆粥

材料：大麦仁 100g，土豆 300g，精盐、葱花、植物油适量。

做法：土豆去皮，切小丁。大麦仁去杂，洗净。锅上火，放油烧热，放葱花煸香，加水，放入大麦仁烧至沸，加土豆丁煮成粥，加盐。

药用：每天早、晚分食。

功效：对溃疡性结肠炎有疗效。

（4）蜂蜜甘蔗汁

材料与制作方法：蜂蜜、甘蔗汁各 1 杯，拌匀，每日早晚空腹饮，适用于肠癖的热秘。

(5)黄芪玉竹煲兔肉

材料与制作方法:黄芪、玉竹各30g,兔肉适量,加水煮熟,盐调味服食,适用于肠癖的气虚便秘。

(6)首乌红枣粥

材料:何首乌30g,红枣10枚,冰糖适量,粳米60g。

制作方法:先将何首乌水煎取药汁,再与红枣、粳米共煮成粥,粥成入冰糖,溶化后服食,适用于肠癖的血虚便虚。

(7)芝麻核桃粉

材料与制作方法:黑芝麻、核桃仁各等份,炒熟,研成细末,装于瓶内。每日1次,每次30g,加蜂蜜适量,温水调服,适用于肠癖阳虚冷秘。

六、西医治疗

(一)治疗原则

确定诊断,排除各种“有因可查”的结肠炎,之后掌握好分级、分期、分段,参考病程和过去治疗情况确定治疗药物、方法和疗程,以达到快速缓解病情,减少并发症出现然后再采用维持治疗以便估计预后,确定治疗终点和选择内、外科治疗方法,注意药物治疗过程中的不良反应,随时调整治疗,除了药物之外,其他如营养、支持、心理、对症处理和内科、外科医师共同会诊以确定内科治疗的限度及进一步处理方法。

(二)常用方法

1.药物治疗

(1)水杨酸类制剂

①柳氮磺胺嘧啶,是目前治疗轻、中度结肠炎的首选药物,它通过影响花生四烯酸代谢步骤,抑制前列腺素合成,或清除自由基而减轻炎症反应,抑制免疫细胞的免疫反应及抑制激活的淋巴细胞凋亡等综合作用;②5-氨基水杨酸类,无磺胺嘧啶类成分,治疗作用与柳氮磺胺嘧啶相似,而不良反应明显减少。

(2)糖皮质激素类制剂

主要用于或疗效不佳者、急性发作期、重型或暴发型,主要通过非特异性抑制巨噬细胞和中性粒细胞进入炎症区,降低血管通透性,对炎症后期的纤维结缔组织和血管的增生也有抑制作用。

(3)免疫抑制剂类制剂

常用于激素依赖或抵抗的患者，亦能有效地控制炎症活动和进行维持治疗，作用机制是阻断淋巴细胞增殖及激活和抑制趋化的中性粒细胞。

(4)抗生素类

实践证明，喹诺酮类、咪唑类药结合氨基水杨酸类药的复合疗法疗效最佳，青霉素类、氯霉素、克林霉素、妥布霉素和新型头孢菌素等均可酌情选用。

(5)微生态制剂

益生菌制剂定义为促进肠道菌群平衡的微生物和物质，通过改善宿主肠道菌群，直接抑制病原菌的生长或侵袭，通过促进上皮细胞紧密连接区肌动蛋白和咬合蛋白的磷酸化，而加强肠道上皮屏障功能。

目前研究较多的益生菌包括乳杆菌、双歧杆菌、大肠杆菌和酵母菌等，此外还有复合益生菌如 VSL＃3 含有 4 种乳杆菌、3 种双歧杆菌和 1 种唾液链球菌。不同益生菌对于炎症性肠病的作用机制不同，鼠李糖乳杆菌通过抑制 TNFu 介导肠上皮细胞凋亡，大肠杆菌通过 T 细胞亚群遏制炎症反应，VSL＃3 通过过氧化物酶增殖物激活受体 γ 起作用。炎症性肠炎患者肠黏膜中非致病性的大肠杆菌会强烈刺激释放促炎因子和趋化因子，从而引发整个炎症反应，激活金属蛋白酶降解胶原基质和造成上皮细胞脱落，最终形成溃疡。益生菌可以通过下调上述关键促炎因子和趋化因子表达，减轻大肠杆菌的促炎效应，保护肠黏膜不产生异常炎性反应破坏肠道，甚至可以产生抗炎因子 IL-10。

肠道微生物几乎可以影响宿主每个器官系统的每一个水平，表明人类与肠道细菌是互相作用和共同进化。肠道微生物已参与到日常生活中，了解宿主—微生物之间的特定关系，逐步提高对微生物的研究，增加对肠道微生物和消化系统疾病关系相关性的认识，对于治疗与肠道细菌相关的消化道系统疾病具有重要指导意义。

(6)营养药物

对轻度营养不良者，口服低脂少渣、高热量饮食，以尽量减轻肠道负担。中度以上病例应及时应用肠道营养素，特别是保证足够的营养，亦可应用蛋白水解物及肽类营养液，只有当严重营养不良，又不适于肠道营养患者才应用肠外营养，但一般不宜长期应用，且应密切观察，防止感染及代谢性并发症。

(7)灌肠药物

对轻中度远段溃疡性结肠炎的患者，宜首选局部给药，特别以左半结肠炎表现为主的患者，采用灌肠疗法是最佳的选择。常用氢化可的松溶于普鲁卡因溶液，或林格液保留灌肠，亦可用玻璃酸钠、氢化可的松、地塞米松加生理盐水保留灌肠。

(8)正在研究的其他药物

细胞因子调控剂、免疫反应调控剂、黏附分子调控剂、炎症介质调控剂。

2.外科治疗

大多数溃疡性结肠炎患者对药物反应良好，不需要手术治疗。但25%～33%的患者内科治疗或出现各种并发症时候可能需要手术治疗。但由于手术的并发症较多，在选择手术时应慎重。根据患者的病变范围、年龄、全身健康情况，选择不同的手术。一种手术方式是结肠、直肠切除术；另一种手术方式是只切除结肠，保留直肠，避免回肠造瘘。

七、预防调护

尽量让患者的生活如常。学习处理该病的各种办法和对策，并与别人分享知识，遵照医嘱吃药，保持积极向上的心态，这些是最基本的，也是最好的处方。

第四节　急性胰腺炎

急性胰腺炎是多种病因导致胰酶在胰腺内被激活后引起胰腺组织自身消化、水肿、出血，甚至坏死的炎症反应。临床以急性上腹痛、恶心、呕吐、发热和血胰酶增高等为特点。病变程度轻重不等，轻者以胰腺水肿为主，临床多见，病情常呈自限性，预后良好，又称为轻症急性胰腺炎(MAP)。少数重者的胰腺出血坏死，常继发感染、腹膜炎和休克等多种并发症，病死率高，称为重症急性胰腺炎(SAP)。

中医学对急性胰腺炎并无系统论述。根据从《内经》开始的经典古籍记载的从不同侧面反映类似本病临床特征的描述，本病可归于中医胃脘痛、脾心痛、脾热病、结胸病等范畴。

一、病因病机

(一)中医

中医对本病的辨证认识目前尚无统一的认识。其中脏腑辨证难于找出SAP伴多器官功能不全时临床表现，症候繁多的内在联系，因无法反映其动态的变化；伤寒六经辨证难概括本病常见的热瘀和脏衰证；卫气营血辨证也难概括病程过程中的脏衰表现，以及本病发病直接以气分开始，并卫分表证的特点。在大量临床实践中，通过系统观察，总结 SAP 病症候特点、病机演变规律，在中医整体观念、辨证论治以及传统热病理论指导下，以卫气营血和脏腑辨证为基础，兼取地者之长，明确提出同热病气分、血分、脏衰、恢复期概括本病症候类型和病机演变规律的热病理论。即疾病的病机传变一般经气分证、血分证、脏衰期和恢复期（表 3-1）。气分证表现以郁热瘀结病机为主，可见脾胃实热、结胸实热、肠结实热，中焦（肝胆脾胃）实热或湿热等症候，以少阳阳明合病或阳明腑实证为特点。血分证表现以厥脱，痈疡，热瘀血证病机为主，可见气阴暴伤，神失气脱，热深厥深的厥脱证（休克），若湿热火毒之邪与血相搏，瘀腐成脓，则可形成胰腺脓肿，胰周脓肿等的代表脏腑痈疡证。亦可上溢胸膈侵及下焦，形成流注痈疡证，若毒邪入血，耗血动血，近血妄行，可致热瘀血证（DIC）。脏衰期由于邪毒弥漫三焦，五脏六腑皆受病，可见气败乱，脏器衰败的诸多脏衰症候（多脏器衰竭），甚则内闭外脱，亡阴亡阳。恢复期由于邪去正伤，热去湿留，瘀血内停，而表现出气阴两伤脾虚湿困，湿热留恋，徵癥积聚等症候。

表 3-1　急性胰腺炎的病机转变

病因	气分证期	血分证期	脏衰期	恢复期
情志所伤	郁（气机郁结）	气阴暴伤	毒邪弥漫三焦	气阴两伤
蛔虫内扰	热（实热之毒内盛或温热蕴结）	湿热火毒	五脏六腑皆病	脾胃不和
饮食不节	瘀（血行瘀滞）	耗血动血	内闭外脱证	脏衰湿困
创伤手术	结（实邪结聚，肠腑不通）	迫血妄行	亡阴亡阳证	湿热留恋

（二）西医

急性胰腺炎的病因甚多。常见的病因有胆石症、大量饮酒和暴饮暴食。

1.胆石症与胆道疾病

胆石症、胆道感染或胆道蛔虫等均可引起急性胰腺炎，其中胆石症最为常见。急性胰腺炎与胆石关系密切，由于在解剖上 70％～80％的胰管与胆总管汇合成共同通道开口于十二指肠壶腹部，一旦结石嵌顿在壶腹部，将会导致胰腺炎与上行胆管炎，即“共同通道学说”。目前除“共同通道”外，尚有其他机制，可归纳为以下几种。①梗阻。由于上述的各种原因导致壶腹部狭窄或（和）Oddi 括约肌痉挛，胆道内压力超过胰管内压力（正常胰管内压高于胆管内压），造成胆汁逆流入胰管，引起急性胰腺炎。②Oddi 括约肌功能不全。胆石等移行中损伤胆总管、壶腹部或胆道炎症引起暂时性 Oddi 括约肌松弛，使富含肠激酶的十二指肠液反流入胰管，损伤胰管。③胆道炎症时，细菌毒素、游离胆酸、非结合胆红素、溶血磷脂酰胆碱等，也可能通过胆胰间淋巴管交通支扩散到胰腺，激活胰酶，引起急性胰腺炎。

2.大量饮酒和暴饮暴食

大量饮酒引起急性胰腺炎的机制：①乙醇通过刺激胃酸分泌，使促胰液素与缩胆囊素(CCK)分泌，促使胰腺外分泌增加；②刺激 Oddi 括约肌痉挛和十二指肠乳头水肿，胰液排出受阻，使胰管内压增加；③长期酒癖者常有胰液内蛋白含量增高，易沉淀而形成蛋白栓，致胰液排出不畅。暴饮暴食使短时间内大量食糜进入十二指肠，引起乳头水肿和 Oddi 括约肌痉挛，同时刺激大量胰液与胆汁分泌，由于胰液和胆汁排泄不畅，引发急性胰腺炎。

3.胰管阻塞

胰管结石或蛔虫、胰管狭窄、肿瘤等均可引起胰管阻塞，当胰液分泌旺盛时胰管内压增高，使胰管小分支和胰腺泡破裂，胰液与消化酶渗入间质，引起急性胰腺炎。胰腺分裂症(系胰腺胚胎发育异常)时，多因副胰管经狭小的副乳头引流大部分胰腺的胰液，因其相对狭窄而引流不畅。

4.手术与创伤

腹腔手术特别是胰胆或胃手术、腹部钝挫伤等可直接或间接损伤胰腺组织与胰腺的血液供应引起胰腺炎。逆行胰胆管造影(ERCP)检查后，少数可因重复注射造影剂或注射压力过高，发生胰腺炎。

5.内分泌与代谢障碍

任何引起高钙血症的原因，如甲状旁腺肿瘤、维生素 D 过多等，均可引起胰管钙化、管内结石导致胰液引流不畅，甚至胰管破裂，高血钙还可刺激，胰液分泌增加和促进胰蛋白酶原激活。任何原因的高血脂，如家族性高脂血症，因胰液内脂质沉着或来自胰外脂肪栓塞并发胰腺炎。妊娠、糖尿病昏迷和尿毒症也偶可发生急性胰腺炎；妊娠时胰腺炎多发生在中晚期，但 90%合并胆石症。

6.感染

急性胰腺炎继发于急性传染性疾病者多数较轻，随感染痊愈而自行消退，如急性流行性腮腺炎、传染性单核细胞增多症、柯萨奇病毒、孤儿病毒(Echo)和肺炎衣原体感染等。常可伴有特异性抗体浓度升高。沙门菌或链球菌败血症时可出现胰腺炎。

7.药物

已知应用某些药物，如噻嗪类利尿药、硫唑嘌呤、糖皮质激素、四环素、磺胺类等，可直接损伤胰腺组织，可使胰液分泌或黏稠度增加，引起急性胰腺炎，多发生在服药最初的 2 个月，与剂量不一定相关。

8.其他

少见因素有十二指肠球后穿透性溃疡、邻近乳头的十二指肠憩室炎、胃部手术后输入袢综合征、肾或心脏移植术后、血管性疾病及遗传因素等。尽管胰腺炎病因很多，多数可找到致病因素，但仍有 5%～25%的急性胰腺炎病因不明，称为特发性胰腺炎。

急性胰腺炎的发病机制尚未完全阐明。已有共识的是上述各种病因，虽然致病途径不同，但有共同的发病过程，即胰腺自身消化的理论。正常胰腺分泌的消化酶有两种形式：一种是有生物活性的酶如淀粉酶、脂肪酶和核糖核酸酶等；另一种是以前体或酶原形式存在的无活性的酶，如胰蛋白酶原、糜蛋白酶原、前磷脂酶、前弹性蛋白酶、激肽释放酶原和前羟肽酶等。在正常情况下，合成的胰酶绝大部分是无活性的酶原，酶原颗粒与细胞质是隔离的，胰腺腺泡的胰管内含有胰蛋白酶抑制物质，灭活少量的有生物活性或提前激活的酶。这是胰腺避免自身消化的生理性防御屏障。正常情况下，当胰液进入十二指肠后，在肠激酶的作用下，首先激活胰蛋白酶原，形成胰蛋白酶，在胰蛋白酶作用下使各种胰消化酶原被激活为有生物活性的消化酶，对食物进行消化。与自身消化理论相关的机制：①各种病因导致其腺泡内酶原激活，发生胰腺自身消化的连锁反应；②胰腺导管内通透性增加，使活性胰酶渗入胰腺组织，加重胰腺炎症。两者在急性胰腺炎发病中可能为序贯作用。

一旦各种消化酶原激活后，其中起主要作用的活化酶有磷脂酶 A_2、激肽释放酶或胰舒血管素、弹性蛋白酶和脂肪酶。磷脂酶 A_2 在小量胆酸的参与下分解细胞膜的磷脂，产生溶血磷脂酰胆碱和溶血脑磷脂，其细胞毒作用引起胰实质凝固性坏死、脂肪组织坏死及溶血。激肽释放酶可使激肽酶原变为缓激肽和胰激肽，使血管舒张和通透性增加，引起水肿和休克。弹性蛋白酶可溶解血管弹性纤维引起出血和血栓形成。脂肪酶参与胰腺及周围脂肪坏死和液化作用。上述消化酶共同作用，造成胰腺实质及邻近组织的病变，细胞的损伤和坏死又促使消化酶释出，形成恶性循环。近年的研究揭示，急性胰腺炎时，胰腺组织的损伤过程中产生一系列炎性介质，如氧自由基、血小板活化因子、前列腺素、白细胞三烯等起着重要介导作用，这些炎性介质和血管活性物质如一氧化氮（NO）、血栓素（TXA_2）等还导致胰腺血液循环障碍，又可通过血液循环和淋巴管途径，输送到全身，引起多脏器损害，成为急性胰腺炎的多种并发症和致死原因。

二、病理

急性胰腺炎的病理变化一般分为两型。

1.急性水肿型

大体上见胰腺肿大、水肿、分叶模糊，质脆，病变累及部分或整个胰腺，胰腺周围有少量脂肪坏死。组织学检查见间质水肿、充血和炎症细胞浸润，可见散在的点状脂肪坏死，无明显胰实质坏死和出血。

2.急性坏死型

大体上表现为红褐色或灰褐色，并有新鲜出血区，分叶结构消失。有较大范围的脂肪坏死灶，散落在胰腺及胰腺周围组织如大网膜，称为钙皂斑。病程较长者可并发脓肿、假性囊肿或瘘管形成。显微镜下胰腺组织的坏死主要为凝固性坏死，细胞结构消失。坏死灶周围有炎性细胞浸润包绕。常见静脉炎、淋巴管炎、血栓形成及出血坏死。

由于胰液外溢和血管损害，部分病例可有化学性腹腔积液、胸腔积液和心包积液，并易继发细菌感染。发生急性呼吸窘迫综合征时可出现肺水肿、肺出血和肺透明膜形成，也可见肾小球病变、肾小管坏死、脂肪栓塞和弥散性血管内凝血等病理变化。

急性胰腺炎常在饱食、脂餐或饮酒后发生。部分患者无诱因可查。其临床表现和病情轻重取决于病因、病理类型和诊治是否及时。

三、临床表现

(一)症状

1.腹痛

为本病的主要表现和首发症状，突然起病，程度轻重不一，可为钝痛、刀割样痛、钻痛或绞痛，呈持续性，可有阵发性加剧，不能为一般胃肠解痉药缓解，进食可加剧。疼痛部位多在中上腹，可向腰背部呈带状放射，取弯腰抱膝位可减轻疼痛。水肿型腹痛 3～5 天即缓解。坏死型病情发展较快，腹部剧痛延续较长，由于渗液扩散，可引起全腹痛。极少数年老体弱患者可无腹痛或轻微腹痛。

腹痛的主要机制：①胰腺的急性水肿，炎症刺激和牵拉其包膜上的神经末梢；②胰腺的炎性渗出液和胰液外溢刺激腹膜和腹膜后组织；③胰腺炎症累及肠道，导致肠胀气和肠麻痹;④胰管阻塞或伴胆囊炎、胆石症引起疼痛。

2.恶心、呕吐及腹胀

多在起病后出现,有时颇频繁,吐出食物和胆汁,呕吐后腹痛并不减轻。同时有腹胀,甚至出现麻痹性肠梗阻。

3.发热

多数患者有中度以上发热,持续3~5天。持续发热一周以上不退或逐日升高、白细胞升高者应怀疑有继发感染,如胰腺脓肿或胆道感染等。

4.低血压或休克

重症胰腺炎常发生。患者烦躁不安、皮肤苍白、湿冷等;有极少数休克可突然发生,甚至发生猝死。主要原因为有效血容量不足,缓激肽类物质致周围血管扩张,并发消化道出血。

5.水、电解质、酸碱平衡及代谢紊乱

多有轻重不等的脱水,低血钾,呕吐频繁可有代谢性碱中毒。重症者尚有明显脱水与代谢性酸中毒,低钙血症(<2mmol/L),部分伴血糖增高,偶可发生糖尿病酮症酸中毒或高渗性昏迷。

(二)体征

1.轻症急性胰腺炎

患者腹部体征较轻,往往与主诉腹痛程度不十分相符,可有腹胀和肠鸣音减少,无肌紧张和反跳痛。

2.重症急性胰腺炎

患者上腹或全腹压痛明显,并有腹肌紧张,反跳痛。肠鸣音减弱或消失,可出现移动性浊音,并发脓肿时可扪及有明显压痛的腹块。伴麻痹性肠梗阻且有明显腹胀,腹腔积液多呈血性,其中淀粉酶明显升高。少数患者因胰酶、坏死组织及出血沿腹膜间隙与肌层渗入腹壁下,致两侧胁腹部皮肤呈暗灰蓝色,称Grey-Turner征;可致脐周围皮肤青紫,称Cullen征。在胆总管或壶腹部结石、胰头炎性水肿压迫胆总管时,可出现黄疸。后期出现黄疸应考虑并发胰腺脓肿或假囊肿压迫胆总管或由于肝细胞损害所致。患者因低血钙引起手足搐搦者,为预后不佳表现,系大量脂肪组织坏死分解出的脂肪酸与钙结合成脂肪酸钙,大量消耗钙所致,也与胰腺炎时刺激甲状腺分泌降钙素有关。

(三)并发症

1.局部并发症

(1)胰腺脓肿:重症胰腺炎起病2~3周后,因胰腺及胰周坏死继发感染而形成脓肿。此时高热、腹痛、出现上腹肿块和中毒症状；

(2)假性囊肿：常在病后3～4周形成，系由胰液和液化的坏死组织在胰腺内或其周围包裹所致。多位于胰体尾部，大小几毫米至几十厘米，可压迫邻近组织引起相应症状。囊壁无上皮，仅见坏死肉芽和纤维组织，囊肿穿破可致胰源性腹腔积液。

2.全身并发症

重症胰腺炎常并发不同程度的多器官功能衰竭(MOF)有以下几种。①急性呼吸衰竭：即急性呼吸窘迫综合征，突然发作、进行性呼吸窘迫、发绀等，常规氧疗不能缓解；②急性肾衰竭：表现为少尿、蛋白尿和进行性血尿素氮、肌酐增高等；③心力衰竭与心律失常：心包积液、心律失常和心力衰竭；④消化道出血：上消化道出血多由于应激性溃疡或黏膜糜烂所致，下消化道出血可由胰腺坏死穿透横结肠所致；⑤胰性脑病：表现为精神异常(幻想、幻觉、躁狂状态)和定向力障碍等；⑥败血症及真菌感染：早期以革兰阴性杆菌为主，后期常为混合菌，且败血症常与胰腺脓肿同时存在；严重病例机体的抵抗力极低，加上大量使用抗生素，极易产生真菌感染；⑦高血糖：多为暂时性；⑧慢性胰腺炎：少数演变为慢性胰腺炎。

(四)实验室和其他检查

1.白细胞计数

多有白细胞增多及中性粒细胞核左移。

2.血、尿淀粉酶测定

血清(胰)淀粉酶在起病后6～12小时开始升高，48小时开始下降，持续3～5天。血清淀粉酶超过正常值3倍可确诊为本病。淀粉酶的高低不一定反映病情轻重，出血坏死型胰腺炎淀粉酶值可正常或低于正常。其他急腹症如消化性溃疡穿孔、胆石症、胆囊炎、肠梗阻等都可有血清淀粉酶升高，但一般不超过正常值的2倍。

尿淀粉酶升高较晚，在发病后12～14小时开始升高，下降缓慢，持续1～2周，但尿淀粉酶值受患者尿量的影响。

胰源性腹腔积液和胸腔积液中的淀粉酶值亦明显增高。

3.血清脂肪酶测定

血清脂肪酶常在起病后24～72小时开始上升，持续7～10天，对病后就诊较晚的急性胰腺炎患者有诊断价值，且特异性也较高。

4.C-反应蛋白(CRP)

CRP是组织损伤和炎症的非特异性标志物。有助于评估与监测急性胰腺炎的严重性，在胰腺坏死时 CRP 明显升高。

5.生化检查

暂时性血糖升高常见，可能与胰岛素释放减少和胰高血糖素释放增加有关。持久的空腹血糖高于 10mmol/L 反映胰腺坏死，提示预后不良。高胆红素血症可见于少数患者，多于发病后 4～7 天恢复正常。血清 AST、LDH 可增加。暂时性低钙血症(＜2mmol/L)常见于重症急性胰腺炎，低血钙程度与临床严重程度平行，若血钙低于 1.5mmol/L 以下提示预后不良。急性胰腺炎时可出现高三酰甘油血症，这种情况可能是病因或是后果，后者在急性期过后可恢复正常。

6.影像学检查

(1)腹部平片

可排除其他急腹症，如内脏穿孔等。“哨兵袢”和“结肠切割征”为胰腺炎的间接指征。弥漫性模糊影、腰大肌边缘不清，提示存在腹腔积液。可发现肠麻痹或麻痹性肠梗阻征。

(2)腹部 B 超

应作为常规初筛检查。急性胰腺炎 B 超可见胰腺肿大，胰内及胰周围回声异常；亦可了解胆囊和胆道情况；后期对脓肿及假性囊肿有诊断意义。但因患者腹胀常影响其观察。

(3)CT 显像

CT 根据胰腺组织的影像改变进行分级，对急性胰腺炎的诊断和鉴别诊断、评估其严重程度，特别是对鉴别轻和重症胰腺炎，以及附近器官是否累及具有重要价值。轻症可见胰腺非特异性增大和增厚，胰周围边缘不规则；重症可见胰周围区消失；网膜囊和网膜脂肪变性，密度增加；胸腹膜腔积液。增强 CT 是诊断胰腺坏死的最佳方法，疑有坏死合并感染者可行 CT 引导下穿刺。

四、诊断与鉴别诊断

(一)临床诊断要点

根据典型的临床表现和实验室检查，常可做出诊断。轻症有剧烈而持续的上腹部疼痛，恶心、呕吐、轻度发热、上腹部压痛，但无腹肌紧张，同时有血清淀粉酶和(或)尿淀粉酶显著升高，排除其他急腹症者，即可以诊断。重症除具备轻症急性胰腺炎的诊断标准，且具有局部并发症(胰腺坏死、假性囊肿、脓肿)和(或)器官衰竭。由于重症胰腺炎病程发展险恶且复杂，国内外提出多种评分系统用于病情严重性及预后的预测，其中关键是在发病 48 或 72 小时内密切监测病情和实验室检查的变化，综合评判。

区别轻症与重症胰腺炎十分重要，因两者的临床预后截然不同，有以下表现应当按重症胰腺炎处置。①临床症状：烦躁不安、四肢厥冷、皮肤呈斑点状等休克症状；②体征：腹肌强直、腹膜刺激征，Grey-Turner 征或 Cullen 征；③实验室检查：血钙显著下降 2mmol/L 以下，血糖>11.2mmol/L(无糖尿病史)，血尿淀粉酶突然下降；④腹腔诊断性穿刺有高淀粉酶活性的腹腔积液。

(二)鉴别诊断

1.消化性溃疡急性穿孔

有较典型的溃疡病史，腹痛突然加剧，腹肌紧张，肝浊音界消失，X 线透视见膈下有游离气体等可资鉴别。

2.胆石症和急性胆囊炎

常有胆绞痛史，疼痛位于右上腹，常放射到右肩部，墨菲氏(Murphy)征阳性，血及尿淀粉酶轻度升高。B 超及 X 线胆道造影可明确诊断。

3.急性肠梗阻

腹痛为阵发性，腹胀，呕吐，肠鸣音亢进，有气过水声，无排气，可见肠型。腹部 X 线可见液气平面。

4.心肌梗死

有冠心病史，突然发病，有时疼痛限于上腹部。心电图显示心肌梗死图像，血清心肌酶升高。血、尿淀粉酶正常。

五、治疗

(一)中医辨证分型治疗

1.治疗总原则

分期与辨证相结合的辨证施治原则。

2.分期与辨证

急性胰腺炎病程一般包含以下四个时期：

(1)气分证期

以郁热瘀结病机特点为主，可见脾胃实热，结胸实热，肠结实热，中焦(肝胆脾胃)实热或湿热等症候类型，以少阳阳明合病或阳明腑实证为特点，治则以通里攻下为主，佐以疏肝理气，益气救阴，活血化瘀，方以柴芩承气汤(大柴胡合大承气汤合茵陈蒿汤）为主，根据证型不同加减，并予益气救阴，活血化瘀针剂静脉滴注。

处方：柴胡 15g，黄芩 12g，茵陈 15g，栀子 12g，胡黄连 10g，白芍药 12g，木香 12g，玄胡 12g，生大黄 10～15g，芒硝 15～20g（冲服），枳实 12g，厚朴 12g，川楝 12g。

（2）血分证期

以厥脱，痈疡，热瘀血证病机特点为主，可见气阴暴伤，神失气脱，热深厥深的厥脱证（休克），若湿热火毒之邪与血相搏，瘀腐成脓，则可形成胰腺脓肿，胰周脓肿等的代表脏腑痈疡证。亦可上溢胸膈侵及下焦，形成流注痈疡证，若毒邪入血，耗血动血，近血妄行，可致热瘀血证（DIC）。

（3）脏衰期

由于邪毒弥漫三焦，五脏六腑皆受病，可见气败乱，脏器衰败的诸多脏衰症候（多脏器衰竭），甚则内闭外脱，亡阴亡阳。

血分证和脏衰期的治则以清热解毒、益气救阴为主，佐以通里攻下，活血化瘀，方以上方为基础，减去芒硝等泻下药物，加用清热解毒，凉血活血的药物，此期可继续应用益气救阴、活血化瘀的针剂静脉滴注。

处方：柴胡 10g，黄芩 15g，枳实 15g，厚朴 15g，赤芍药 12g，丹皮 12g，桃仁 12g，玄胡 12g，茵陈 15g，栀子 12g，鱼腥草 30g，生大黄 10g（后下），大青叶 15g。

加减法：热重中金银花、大青叶，呕吐重中姜半夏、竹茹、代赭石。湿热重中金钱草、黄连、黄柏，严重腹胀加甘遂末（冲服）、槟榔、大腹皮、莱菔子，食积加焦三仙；面色苍白，四肢厥冷，冷汗出，脉沉细而数，血压下降者加熟附子、干姜；伤阴者加生地、麦冬、五味子。有腹腔积液者加猪苓、泽泻；胰周渗出多或后期胰周液体和炎症组织吸收，加丹参、红花、丹皮、五灵脂、生蒲黄。

（4）恢复期

由于邪去正伤，热去湿留，瘀血内停，而表现出气阴两伤，脾虚湿困，湿热留恋，癥瘕积聚等症候。治以补气养血，健脾除湿，活血化瘀的药物进行调理，方以香砂六君子汤为主加减化裁。

处方：党参 30g，白术 15g，生姜 12g，广木香 15g，砂仁 12g，黄芪 30g，当归 12g，赤勺药 15g，桃仁 12g，红花 12g，苡仁 20g，法夏 12g，甘草 3g。

上述分期为急性胰腺炎病机演变的一般规律，临床上难有截然的时间界限划分，各个阶段的证型也不全整齐划一，常错综复杂，治疗上应省时度因，辨证施治。

中药治疗给药方法：由于患者频繁呕吐，常规口服给药难以执行，且为了减轻口服给药对胰腺分泌的刺激作用，常常安置胃管，从胃管注入。初期每日用药

500～1000mL，直至大便通泄、肠鸣音恢复、肠麻痹解除后逐渐减量到每日500mL胃管注入或口服，同时在病程第一期为了尽快启动肠鸣、加强肠蠕动、解除肠麻痹，在胃管给药之前，同时给予中药保留灌肠。每日2～6次。

中药针剂：生脉注射液作为益气救阴法代表药物，用于急性胰腺炎的第一期及第二期，疗程7～14天，剂量，20～60mL/天，静脉滴注。严重者可用至100mL/天，尤其用于急性胰腺炎伴有循环并发症如休克、血容量不足、心动过速、心力衰竭等。参附注射液：作用与生脉注射液相似。抗休克、强心作用优于前者，疗程与剂量也于前者相似。丹参注射液：作为活血化瘀的代表药物，用于急性胰腺炎名个时期，平均疗程14天，剂量20～40mL/天。丹参酮40～60mL/天，用14天。

局部并发症：胰周液体积聚、胰腺假性囊肿辨证上加用活血化瘀，选用蒲黄、五灵脂、桃仁、红花、赤勺药、川芎、三棱、莪术、皂刺、穿山甲。胰周脓肿：金银花、公英、地丁、连翘、丹皮、红藤、皂刺、六和丹。

（二）中成药治疗

1.龙胆泻肝丸

每次4.5g，每日2次。

2.茵栀黄冲剂

每次1包，每日3次。

3.大黄片

每次4片，每日3次。

（三）古今效验方治疗

1.陷胸汤

大黄，芒硝，甘遂。

2.清胰汤

柴胡，黄连，黄芩，枳实，厚朴，木香，白芍药，芒硝，大黄（后下）等，随症加减。

3.柴芩承气汤（《急腹症方药新解》）

金银藤30g，蒲公英30g，柴胡15g，黄芩15g，青香藤10g，金铃子10g，陈皮10g，大黄10g，芒硝10g（冲服）。

4.清胰汤1号（《新急腹症学》）

柴胡15g，黄芩10g，胡连10g，白芍药15g，木香10g，元胡10g，大黄15g（后下），芒硝10g（冲服）。

（四）外治

1.中药敷贴

可以用大黄、黄柏等活血化瘀，清热解毒中药外敷整个腹部，可以加快胰周渗液吸收及刺激胃肠动力。

2.针刺疗法

在中医辨证治疗基础上,配合针灸治疗可以解痉镇痛、降逆止呕、促进肠蠕动缓解肠麻痹、松驰 Oddi 括约肌以利胆汁和胰液引流及提高机体免疫功能、促进炎症吸收等综合作用。

(1)体针

足三里、下巨虚、内关、中脘、梁门、阳陵泉、地机、胆俞等穴位,可任选一给交替使用,强刺激,留针 30 分钟,每天 3 次,也可埋针保留。

(2)耳针

在胆胰区、交感、神门、内分泌诸穴位压痛明显处,选 2～3 个穴作重刺激,留针 30 分钟,每天 2 次,也可埋针保留。

(3)针刺镇痛

取穴足三里、阳陵泉、三阴交、内关、中脘,强,留针 1 小时,或持续电针半小时。或内阳陵泉,行雀啄法 5 分钟。

(4)针刺止吐

取穴足三里、内关、中脘、公孙。中等刺激,留针 10 分钟。胆胃不和者配阳陵泉,肝胃不和者配肝俞。

(5)穴位注射法

取穴足三里用新斯的明 0.5mg 分别注入两侧穴位,具有明显促进肠蠕动缓解肠麻痹的作用。每天 1～2 次。有心血管并发症慎用。阿托品 0.5mg 加哌替啶 50mg 穴位注射两侧足三里,具有明显的镇痛作用。

(五)西医治疗

大多数急性胰腺炎属于轻症急性胰腺炎,经 3～5 天积极治疗多可治愈,治疗措施有以下几个方面。①禁食。②胃肠减压:必要时置鼻胃管持续吸引胃肠减压,适用于腹痛、腹胀、呕吐严重者。③静脉输液,积极补足血容量,维持水、电解质和酸碱平衡,注意维持热能供应。④止痛:腹痛剧烈者可予哌替啶。⑤抗生素:由于急性胰腺炎是属化学性炎症,抗生素并非必要;然而,我国急性胰腺炎发生常与胆道疾病有关,故临床上习惯应用;如疑合并感染,则必须使用。⑥抑酸治疗:临床习惯应用 H_2 受体拮抗剂或质子泵抑制剂静脉给药,认为可通过抑制胃酸而抑制胰液分泌,兼有预防应激性溃疡的作用。

重症胰腺炎必须采取综合性措施.积极抢救治疗,除上述治疗措施外,还应给予以下治疗方法。

1.内科治疗

(1)监护

如有条件应转入重症监护病房(ICU)。针对器官功能衰竭及代谢紊乱采取相应的措施。

(2)维持水、电解质平衡,保持血容量

应积极补充液体及电解质(钾、钠、钙、镁等离子),维持有效血容量。重症患者常有休克,应给予清蛋白、鲜血或血浆代用品。

(3)营养支持

重症胰腺炎患者尤为重要。早期一般采用全胃肠外营养(TPN);如无肠梗阻,应尽早进行空肠插管,过渡到肠内营养(EN)。营养支持可增强肠道黏膜屏障,防止肠内细菌移位引起胰腺坏死合并感染。谷氨酰胺制剂有保护肠道黏膜屏障的作用,可加用。

(4)抗菌药物

重症胰腺炎常规使用抗生素,有预防胰腺坏死合并感染的作用。抗生素选用应考虑:对肠道移位细菌(大肠埃希菌、假单胞菌、金葡菌等)敏感,且对胰腺有较好渗透性的抗生素。以喹诺酮类或亚胺培南为佳,并联合应用对厌氧菌有效的药物如甲硝唑。病程后期应密切注意真菌感染,必要时行经验性抗真菌治疗,并进行血液及体液标本真菌培养。

(5)减少胰液分泌

生长抑素具有抑制胰液和胰酶分泌,抑制胰酶合成的作用。虽疗效尚未最后确定,但目前国内学者多推荐尽早使用。生长抑素剂量为250μg/h;生长抑素的类似物奥曲肽为25～50μg/h,持续静脉滴注,疗程3～7天。

(6)抑制胰酶活性

仅用于重症胰腺炎的早期,但疗效尚有待证实。抑肽酶可抗胰血管舒缓素,使缓激肽原不能变为缓激肽,尚可抑制蛋白酶、糜蛋白酶和血清素,20万～50万U/天,分2次溶于葡萄糖液静脉滴注;加贝酯可抑制蛋白酶、血管舒缓素、凝血酶原、弹力纤维酶等,根据病情,开始每天100～300mg溶于500～1500mL葡萄糖盐水,以2.5mg/(kg·h)速度静脉滴注。2～3天后病情好转,可逐渐减量。

2.内镜下Oddi括约肌切开术(EST)

适用于胆源性胰腺炎合并胆道梗阻或胆道感染者。行Oddi括约肌切开术及(或)放置鼻胆管引流。

3.外科治疗

(1)腹腔灌洗

通过腹腔灌洗可清除腹腔内细菌、内毒素、胰酶、炎性因子等,减少这些物质进入血循环后对全身脏器损害。

(2)手术适应证

①胰腺坏死合并感染:在严密监测下考虑手术治疗,行坏死组织清除及引流术。②胰腺脓肿:可选择手术引流或经皮穿刺引流。③胰腺假性囊肿:视情况选择手术治疗、经皮穿刺引流或内镜治疗。④胆道梗阻或感染:无条件进行 EST 时予手术解除梗阻。⑤诊断未明确,疑有腹腔脏器穿孔或肠坏死者行剖腹探查术。

六、预后与预防

急性胰腺炎的病程经过及预后取决于病变程度以及有无并发症。轻症常在一周内恢复,不留后遗症;重症病情凶险,预后差,病死率在 20%~40%之间。经积极抢救幸存者,多遗留不同程度的胰功能不全,极少数演变为慢性胰腺炎。影响预后的因素包括:年龄大、低血压、低清蛋白、低氧血症、低血钙及各种并发症。

预防方面应积极治疗胆道疾病、戒酒及避免暴饮暴食。

七、常用中药的现代药理研究

1.大黄

大黄具有抑制胰蛋白酶、胰脂肪酶的活性和释放的作用,对胰腺细胞膜有保护作用,使胰酶及降解产物不能侵入细胞。同时发现大黄能保护肠黏膜屏障,清除氧自由基,对多脏器损伤有保护作用。它具有保护胃肠黏膜屏障、抑制细胞因子的分泌、阻止重症感染患者的病程向多脏器功能衰竭演变的重要作用。大黄还可使病态胰腺 T 细胞之间的紧密连接处恢复正常,对胰腺细胞具有保护作用,减少细菌移位及胰腺感染的机会,阻止病程的发展,从而对重症急性胰腺炎有一定的治疗作用。

现代医学研究证实,大黄有保护黏膜屏障、抑制细胞因子分泌及肠内细菌移位、防治内毒素血症的发生等作用;并能抑制血中肿瘤坏死因子 TNF、白细胞介素-1(IL-1)等炎性因子浓度的升高,从而降低了内毒素血症的毒性;还能促进肠蠕动,清除体内氧自由基。故其能有效地防止急性胰腺炎患者病程向 SIRS 甚至 MODS 发展。

2.黄芩

黄芩苷通过减少 TNF-α、IL-6 的产生和释放,下调 TNF-α/IL-10,起到对胰腺组织的保护作用。黄芩苷类、鞣质类化合物等,是天然、有效的抗氧化剂,能显著降

低血清中丙二醛含量，并能升高红细胞中SOD的活力，在抗氧化方面表现出重要药理作用

3.丹参

丹参可以抑制炎症介质的释放，而防止重要器官损害。丹参注射液能提高多器官组织中SOD的活性，显著减轻重症急性胰腺炎早期的脂质过氧化，从而使器官的损伤程度减轻。丹参是临床常用的传统中药，含有丹参素和儿茶酚胺等多种有效成分，可活血、化瘀、抗凝，抑制血小板黏附、聚集、释放，扩张血管，改善血液流变学，从而改善微循环。丹参通过扩张胰腺微血管、改善胰腺血供，从而减轻胰腺损伤，达到治疗作用。

4.柴胡

柴胡可以疏肝利胆，理气开郁，有利胆和松弛胆总管括约肌的作用，具有清除胰管阻塞，减压和内冲洗的效果。

5.山栀

栀子提取液灌胃，丙二醛水平明显下降，提示栀子提取液对SAP大鼠出现的脂质过氧化过程有明显的抑制作用，从而维持机体自身的抗氧化能力，减轻胰腺的损伤。

八、展望

重症急性胰腺炎是一种特殊类型的急腹症，病情凶险，进展迅速，可累及多脏器，病程漫长，病死率高，中医称之为“脾心痛”等。自20世纪50年代以来，我国中西医结合工作者经过几十年的努力，使重症急性胰腺炎的治疗已经形成了较为完整的理论体系并日趋成熟。总之，中西医结合治疗重症急性胰腺炎，采用清胰、通腑、泄热、消胀的中医综合特色疗法，可以更快地消除腹胀等症状，明显减少并发症和病死率，缩短住院天数，从而减少患者住院费用，提高疗效。

细胞因子的在急性胰腺炎的中作用逐渐被人们所认识，目前更多的研究从细胞因子作用机制出发，寻找新而有效的针对性策略治疗急性胰腺炎，从而开发出新的治疗药物。

重症急性胰腺炎发病机制的复杂，中医药不仅可以抑制重症急性胰腺炎时胰酶的活性，还可以改善微循环、抑制自由基的产生，下调胰腺NF-κB的活化，降低炎性细胞因子水平，从而达到治疗的目的。随着对急性胰腺炎发病机制的不断认识，以及中医药治疗机制的研究深入，中医药在重症急性胰腺炎的治疗中将会承担更为重要的角色。

第四章　神经系统疾病

第一节　脑出血

脑出血(ICH)是指原发性非外伤性脑实质内的出血,也称自发性脑出血。可因动脉、静脉或毛细血管破裂引起,以动脉出血为多见。脑出血多发生于50岁以上的中老年人,近年有日趋年轻化倾向。本病来势急骤,在我国占急性脑血管病的20%～30%左右,急性期病死率约为30%～40%。大脑半球出血约占80%,主要位于基底节区;脑干和小脑出血约占20%。

脑出血属中医学"中风"范畴,临床以突然昏仆、口舌歪斜、语言謇涩或不语、偏身麻木为主症。

一、病因病理

(一)西医病因病理

脑出血的病因主要是高血压病,又称为高血压性脑出血,绝大多数是高血压病伴发的脑小动脉病变在血压骤升时破裂所导致,其他少见原因主要有颅内动脉瘤、脑动静脉畸形、脑动脉炎、血液恶性病、溶栓抗凝治疗后及脑肿瘤等。在长期高血压作用下小动脉平滑肌可透明样变,小动脉壁变薄,局部可在高血流压力下膨出成微小动脉瘤;局部因纤维素性坏死和透明样变而变薄的小动脉壁和微小动脉瘤在血压突然升高时破裂是引起脑出血最常见的原因。此外,脑动脉的外膜和中层结构较其他器官的动脉薄弱,也是脑出血发生较多的一个原因。

脑出血的主要病理改变是脑组织内出血,形成直径2～8cm的血肿。多为单个,少数呈多灶性。脑出血多数发生于基底节区的壳核及内囊区,其次是脑叶、脑干及小脑齿状核区。壳核出血常侵入内囊或破入侧脑室,使血液流入脑室系统和蛛网膜下腔,形成继发性脑室出血或蛛网膜下腔出血。脑出血形成的血肿,产生占位效应，引发脑水肿，使脑组织受压，组织变形。至后期血肿软化坏死，则会形成中风囊。

（二）中医病因病机

1.饮食不节

嗜酒肥甘醇酒，饥饱失宜，脾伤不运；或形盛气虚，中气亏虚，脾虚运化无权，聚湿生痰，痰郁生热，热盛生风，风动痰壅而发中风。

2.情志所伤

情志失调，气机郁滞，血行不畅，瘀结脑络；或暴怒伤肝，肝阳暴涨，引动肝风，风阳上扰而发中风。

3.体质异常

肥胖之人，易生痰浊，痰浊上壅或痰热生风引发中风；年老体弱，精气渐耗，或久病气血亏损，元气不足，虚风内动亦可引发本病。

二、临床表现

（一）一般症状

脑出血多发生于50岁以上的中老年人，男性略多见，冬春季节发病较多，患者多有高血压、头痛、头昏病史。通常在情绪激动、活动用力时突然发病，发病时血压明显升高，并出现头痛、恶心、呕吐、意识障碍和神经缺失症状，常在数分钟至数小时内达到高峰。

（二）定位症状

脑出血病人临床表现差异较大，可因出血部位和出血量不同而临床特点各异。

1.基底节区出血

约占全部脑出血的70%，尤以壳核出血最常见。由于出血损及内囊，并以内囊损害体征为突出表现，故又名内囊区出血。壳核出血又称为内囊外侧型，丘脑出血亦称内囊内侧型。

(1)壳核出血：又称为内囊外侧型，是高血压脑出血最常见的出血部位。由豆纹动脉尤其是外侧支破裂所致。起病后除脑出血具有一般症状外，很快出现“凝视病灶”症状和“三偏”症状，即可见头和眼转向出血病灶侧，三偏即偏瘫、偏身感觉障碍和偏盲。出血量大可有意识障碍，病灶位于优势半球可有失语。

(2)丘脑出血：又称为内囊内侧型，为第二出血常见类型，由丘脑膝状体动脉和丘脑穿通动脉破裂所致。亦表现突发对侧偏瘫、偏身感觉障碍、甚至偏盲等内囊性三偏症状。本型病人,“三偏”征以感觉障碍明显,偏瘫完全,上下肢呈均等性瘫痪。可有特征性眼征,如眼球向下斜视,即“注视鼻征”。意识障碍多见且较重,瞳孔缩小,光反射消失。若出血累及下丘脑可引起中枢性高热、消化道出血、高血糖、肺水肿等并发症。本型预后较差,死亡率较高。

(3)混合型出血:临床表现基本同内侧型。

2.桥脑出血

多由基底动脉桥脑支破裂引起。一侧桥脑少量出血,表现为交叉性瘫痪(病侧周围性面瘫,对侧肢体中枢性瘫痪),两眼向病灶侧凝视麻痹。但多数累及两侧桥脑,出血破入第四脑室,病人处于深度昏迷状态,两侧瞳孔极度缩小,瞳孔呈“针尖样”。两侧面部及四肢均瘫痪,且瘫痪肢体呈弛缓性,病人有中枢性高热(体温在39℃以上,躯干热而四肢不热)的特征性体征,且出现中枢性呼吸障碍,少数患者出现去大脑强直。多于数天内死亡。

3.小脑出血

多由小脑齿状核动脉破裂所致。多数病人起病急骤、眩晕明显,频繁呕吐,枕部疼痛,发病初意识清楚,查体可见病灶同侧上下肢动作共济失调,可见眼球震颤而无瘫痪。重症者因血肿压迫脑干或破入第四脑室,迅速出现昏迷,中枢性呼吸困难,极易发生枕骨大孔疝死亡。小脑出血的发病率很低,但致残率很高,应早期诊断,手术清除血肿。

4.脑室出血

原发性脑室出血是由脑室脉络丛动脉或室管膜下动脉破裂出血、血液直接流入脑室内所致,较为少见。特点:多数病例是小量脑室出血,常有头痛、呕吐、脑膜刺激征,一般无意识障碍及局灶性神经缺损症状,预后良好。大量脑室出血起病急剧,1～2h内迅速进入昏迷状态,频繁呕吐,双侧瞳孔缩小,出现四肢瘫痪,四肢肌张力增高,早期出现去大脑强直,双下肢病理反射阳性,预后不良,多在24h内死亡。继发性脑室出血是由基底节区出血破入侧脑室,使血液充满脑室和蛛网膜下腔,小脑出血或桥脑出血可破入第四脑室。

5.脑叶出血

(1)额叶出血

①前额痛、呕吐、痫性发作较多见;②对侧偏瘫、共同偏视、精神障碍;③优势半球出血时可出现运动性失语。

(2)枕叶出血

①偏瘫较轻,而偏侧感觉障碍显著;②对侧下象限盲;③优势半球出血时可出

现混合性失语。

(3)颞叶出血

①表现为对侧中枢性面舌瘫及上肢为主的瘫痪;②对侧上象限盲;③优势半球出血时可出现感觉性失语或混合性失语;④可有颞叶癫痫、幻嗅、幻视。

(4)枕叶出血

①对侧同向性偏盲,并有黄斑回避现象,可有一过性黑矇和视物变形;②多无肢体瘫痪。临床少见。

三、实验室及其他检查

1.影像学检查

(1)头颅CT扫描:是诊断脑出血安全有效的方法,可准确、清楚地显示脑出血的部位、出血量、占位效应、是否破入脑室或蛛网膜下腔及周围脑组织受损的情况。脑出血CT扫描示血肿灶为高密度影,边界清楚,在血肿被吸收后显示为低密度影。血量的估算:临床可采用简便易行的多田氏公式,根据CT影像估算出血量。方法如下:

出血量=0.5×最大面积长轴(cn)×最大面积短轴(cm)×层面数

(2)头颅MRI检查:对急性期脑出血的诊断CT优于MRI,但MRI检查能更准确地显示血肿演变过程,对某些脑出血患者的病因探讨会有所帮助,如能较好地发现脑血管畸形、肿瘤及血管瘤等病变。

(3)脑血管造影:MRA、CTA和DSA可显示脑血管的位置、形态及分布等,怀疑脑血管畸形、烟雾病(Moyamoya)、血管炎等可行此检查,尤其是血压正常的年轻患者应考虑,以查明病因,预防复发。

2.腰穿检查

脑出血破入脑室或蛛网膜下腔时,腰穿可见血性脑脊液。在没有条件时或不能进行CT扫描者,可进行腰穿,以协助诊断脑出血,但阳性率仅为60%左右。对大量的脑出血或脑疝早期,腰穿应慎重,以免诱发脑疝。

四、诊断与鉴别诊断

(一)诊断要点

1.临床特点

(1)多在动态下急性起病。

(2)突发局灶性神经功能缺损症状,常伴有头痛、呕吐,可伴有血压增高、意识障碍和脑膜刺激征等。

2.辅助检查

头颅CT等检查可确诊。

(二)鉴别诊断

1.脑梗死

多在60岁以上,多于安静状态或睡眠中发病,10余小时或1～2天达到高峰。全脑症状少。大面积全脑症状明显者与脑出血常无法鉴别。腰穿脑脊液呈血性,可协助诊断,而腰穿无血性脑脊液,不能排除小量出血。头部CT脑内低密度灶,能明确诊断。

2.蛛网膜下腔出血

本病发病较急,多在活动、情绪激动时发生,以剧烈头痛为主要临床表现,发病年龄以中青年人为主,无神经系统局灶症状或较轻,腰穿脑脊液呈血性可资鉴别。头颅CT示蛛网膜下腔高密度影。

3.脑栓塞

本病发病迅速,症状在瞬间达到高峰。多有心脏病病史,如风湿性心脏瓣膜病、心律失常、心房纤颤等。腰穿脑脊液正常,头颅CT示脑内低密度影。

五、治疗

(一)治疗原则

急性期主要防止进一步出血,控制脑水肿、降低颅内压是治疗本病的关键。

(二)西医治疗

1.一般治疗

(1)卧床休息

一般应卧床休息2～4周,避免情绪激动及血压升高。

(2)保持呼吸道通畅

昏迷患者应将头偏向一侧,以利于口腔分泌物及呕吐物流出,并可防止舌根后坠阻塞呼吸道,随时吸出口腔内的分泌物和呕吐物,必要时行气管切开。

(3)吸氧

有意识障碍、血氧饱和度下降或有缺氧现象的患者应给予吸氧。

(4)鼻饲

昏迷或有吞咽困难者在发病第2～3天即应鼻饲。

(5)对症治疗

过度烦躁不安的患者可适量用镇静药;便秘者可选用缓泻剂。

(6)预防感染

加强口腔护理,及时吸痰,保持呼吸道通畅;昏迷患者可酌情用抗生素预防感染。

(7)观察病情

严密观察患者的意识、瞳孔大小、血压、呼吸等改变。

2.调控血压

脑出血患者血压的控制并无一定的标准,应视患者的年龄、既往有无高血压、有无颅内压增高、出血原因、发病时间等情况而定。一般可遵循下列原则。

①脑出血患者不要急于降血压,因为脑出血后的血压升高是对颅内压升高的一种反射性自我调节,应先降颅内压后,再根据血压情况决定是否进行降血压治疗。

②一般脑出血急性期,如果收缩压＞200mmHg 或平均动脉压＞150mmHg,应考虑积极持续降低血压;如果收缩压＞180mmHg 或平均动脉压＞130mmHg,无疑似颅内高压证据者,间断或持续给药降低血压;如疑有颅内压升高者,降低血压时,还需要监测颅内压;同时注意脱水。

血压降低幅度不宜过大,否则可能造成脑低灌注。收缩压＜165mmHg 或舒张压＜95mmHg,不需降血压治疗。

③血压过低者应升压治疗,以保持脑灌注压。

3.降低颅内压和减轻脑水肿

可用呋塞米 40～80mg 加入 50％葡萄糖溶液 20～40mL 中静注,也可用 20％甘露醇 250mL 快速静滴,必要时 6h 后重复 1 次。应用利尿、脱水剂时由于大量排尿,会丢失大量电解质,因此要根据尿量补充。必要时可选择短期应用肾上腺皮质激素。

4.止血药物

一般不用,若有凝血功能障碍,可应用,时间不超过 1 周。

5.亚低温治疗

是辅助治疗脑出血的一种方法,基础和临床研究认为亚低温是一项有前途的治疗措施,而且越早用越好。

6.脑细胞增强剂

在病情稳定后,可静点脑细胞增强剂,如脑活素、脑蛋白水解物等,但效果尚待观察。

7.并发症的防治

预防肺部感染、上消化道出血和水电解质紊乱等。

8.手术治疗

主要采用的方法有以下几种:去骨瓣减压术、小骨窗开颅血肿清除术、钻孔穿刺血肿碎吸术、内窥镜血肿清除术、微创血肿清除术和脑室穿刺引流术等。

手术适应证有如下几点。①基底节区出血:中等量出血(壳核出血≥30mL,丘脑出血≥15mL)。②小脑出血:易形成脑疝,出血量≥10mL,或直径≥3cm或合并明显脑积水,在有条件的医院应尽快手术治疗。③脑叶出血:高龄患者常为淀粉样血管病出血,除血肿较大危及生命或由血管畸形引起需外科治疗外,宜行内科保守治疗。④脑室出血:轻型的部分脑室出血可行内科保守治疗;重症全脑室出血(脑室铸形),需脑室穿刺引流加腰穿放液治疗。

六、中医治疗

(一)辨证论治

1.中经络型

(1)肝阳上扰证

证候:平素眩晕头痛,耳鸣目眩,突发半身不遂,口舌歪斜,舌强语謇或不语,偏身麻木,面红目赤,口苦咽干,心烦身热,尿赤便于,舌质红或红绛,舌苔薄黄.脉弦有力。

治法:平肝潜阳,活血通络。

方药:天麻钩藤饮(《杂病证治新义》)加减。天麻、钩藤、生石决明、黄芩、川牛膝、益母草、山栀、桑寄生、杜仲、朱茯苓、夜交藤、丹参、三七。

可选用清开灵注射液40mL加入10%葡萄糖注射液250mL中静滴,每日1~2次。

(2)痰热腑实证

证候:突发半身不遂,口眼歪斜,舌强语謇或不语,偏身麻木,腹胀便结,头晕目眩,咯痰或痰多,舌质红,苔黄或黄腻,脉弦滑。

治法:化痰通腑泄热。

方药：小承气汤(《伤寒论》)加味。大黄、厚朴、枳实、麻仁、生地、山栀、丹参、三七。

本证亦可选用清开灵注射液。

2.中脏腑型

(1)闭证

证候：主要表现为突然昏仆，不省人事，牙关紧闭，口噤不开，两手握固，二便不通，肢体强痉，喉中痰鸣，舌苔黄腻，脉弦滑数。

治法：开窍启闭，涤痰息风。

方药：至宝丹(《太平惠民和剂局方》)、安宫牛黄丸(《温病条辨》)，每次1～2丸，6～12h一次，鼻饲给药。

(2)脱证

证候：突然昏仆，不省人事，目合口开、鼻鼾息微，肢体软瘫，手撒肢冷，二便失禁，或见大汗淋漓，舌淡而嫩，脉微欲绝或虚大无根。

治法：回阳救阴，益气固脱。

方药：参附汤(《正体类要》)或生脉散(《内外伤辨惑论》)鼻饲，并静点清开灵注射液或醒脑静注射液、生脉注射液。

清开灵注射液60～80mL或醒脑静注射液20～30mL、生脉注射液10～20mL、参附注射液10mL静点，每日1次。

(二)针灸治疗

高血压性脑出血病人的针灸治疗宜在病人意识清楚的条件下尽早进行。常于病后2～3天开始，针刺手法宜轻，早期刺激量不宜过大，以免引起血压波动过大。针刺取穴及方法参阅“脑梗死”。

七、预防与调护

1.预防

①预防和积极治疗高血压病，定期检测血压，早发现早治疗；血压控制在理想水平，血压要控制平稳。②已患高血压病者，保持舒畅的心情，切忌暴怒、突然用力等。③积极治疗与本病有关的疾病，如糖尿病、心脏病、高脂血症等。④改变不良生活习惯，如吸烟、酗酒；限制盐的摄入量，减轻体重；宜保持清淡饮食并避免大便干燥。⑤适度运动，提高身体素质。

2.调护

①病后应立刻送医院进行救治。②如有条件,病人转入重症监护病房,重点观察意识、瞳孔、呼吸、脉搏、血压、体温等。③保持呼吸道通畅,并给予氧气吸入。④对偏瘫、昏迷者,应定时翻身、变换体位,以防发生褥疮。

第二节 脑梗死

脑梗死又称缺血性脑卒中,是指因脑部血液循环障碍,缺血缺氧所致的局限性脑组织的缺血性坏死或软化。

目前临床常用的分型方法是按发病机制,将脑梗死分为动脉粥样硬化性血栓性脑梗死、脑栓塞、腔隙性脑梗死和脑分水岭梗死,脑梗死约占全部脑卒中的60%~80%。其病死率虽较脑出血为低,但其致残率却远高于脑出血。本节重点讨论动脉粥样硬化性血栓性脑梗死和脑栓塞所致的完全性脑卒中。

脑梗死是以神昏、半身不遂、口角歪斜、言语謇涩为主证的疾病,属中医学"中风"病范畴。

一、病因病理

(一)西医病因病理

1.病因

①动脉管壁病损:脑动脉发生粥样硬化或炎症使血管内膜粗糙,使血小板黏附,胆固醇沉积,形成粥样硬化斑块使血管腔狭窄,甚至闭塞。②血液成分的改变:血液中的血小板、脂质、胆固醇、纤维蛋白原、红细胞、血糖等的数量过多或功能异常可引起血液黏稠度的增加,血液凝固性增强,导致动脉血栓形成。③低血容量改变:在脑动脉硬化的基础上,出现严重腹泻、呕吐、失血等血容量减少的疾病,使血液浓缩,形成血栓。④血流动力学改变:脑血流量的调节,受多种因素影响,而血压是影响脑血流量的重要因素。如平均动脉压低于70mmHg时,在原有血管病变的基础上,局部脑组织极易发生供血障碍。⑤其他因素:一些全身性疾病如糖尿病、高脂血症,各种感染性动静脉炎、中毒、血液病等均可导致血管壁病变。⑥脑栓塞病人脑部的血管本身多无病变,绝大多数栓子来源于风湿性心脏病二尖瓣伴房颤所形成的附壁血栓脱落,及瓣膜病并发感染性心内膜炎的赘生物脱落。

2.病理

①脑缺血急性期梗死区核心部分一般于3～6小时坏死，但其周围还存在一层介于坏死和正常之间的脑细胞及尚可恢复的神经元和水肿带，称为缺血半暗带，其维持时间仅为6小时，如超过6小时，这部分脑细胞就会坏死。因此，在6小时内及时治疗，可有效防治半暗带的不可逆损害。②6～12小时脑缺血区组织苍白、轻度肿胀，电镜下可见星形细胞肿胀、神经细胞线粒体破裂，细胞核固缩。③24～48小时脑组织水肿更明显，灰暗变软，灰白质界限不清，电镜下可见大量神经细胞消失，星形细胞崩溃，梗塞范围大者，脑组织高度水肿，中线移位，甚至形成脑疝。④7～21天梗塞中心区组织坏死、液化，坏死组织被吞噬细胞消除，逐渐出现新生毛细血管和增生的胶质细胞。⑤1～2个月液化、坏死的脑组织被吞噬、清除，胶质细胞增生，小梗塞灶可变为胶质疤痕，大的病灶形成中风囊。⑥如梗塞区继发出血称为出血性梗塞，风湿性心脏病伴发的、接近皮质的容易继发出血。

（二）中医病因病机

1.正衰积损

年老体弱，或久病气血亏损，元气耗损，脑脉失养。气虚则运血无力，血流不畅，而致脑脉瘀滞不通；阴血亏虚则阴不制阳，内风引动痰浊、瘀血上扰清窍，突发本病。正如《景岳全书·非风》说："卒倒多由昏聩，本皆内伤积损颓败而然。"

2.脾失健运，痰浊阻络

过食肥甘醇酒，致脾胃受伤。脾失运化，痰浊内生，郁久内热，痰热互结，壅滞经脉，上蒙清窍；或素体肝旺，气机郁结，克伐脾土，痰浊内生；或肝郁化火，烁津成痰，痰郁互结，携风阳之邪，窜扰经脉，发为本病。此即《丹溪心法》所谓"土生痰，痰生热，热生风也"。

3.五志所伤，情志过极

《素问玄机原病式·六气为病·火类》篇说："多因喜、怒、思、悲、恐五志有所过极而卒中者，由五志过极，皆为热甚故也"。七情失调，肝失条达，气机郁滞，血行不畅，瘀结脑脉；暴怒，肝阳暴涨，或心火暴盛，风火相煽，血随气逆，上冲犯脑。凡此种种，均易引起气血逆行，上扰脑窍而发病。尤以暴怒引发本病者最为多见。

4.气虚邪中

《灵枢·刺节真邪论》篇指出："虚邪偏客于身半，其入深，内居营卫，营卫稍衰，则真气去，邪气独留，发为偏枯。"年老体弱，气血两虚，脉络空虚，风邪入中，脑失所养，脉络阻滞不通而发中风。

二、临床表现

（一）动脉粥样硬化性血栓性脑梗死

是脑梗死中最常见的类型，在脑动脉粥样硬化等原因引起的血管壁病变的基础上，管腔狭窄、闭塞或有血栓形成，引起相应区域脑组织坏死。

1.一般症状

①中老年人患者多见，病前有脑梗死的危险因素，如高血压、糖尿病或冠心病病史及血脂异常等。多数患者有短暂性脑缺血发作（TIA）发作病史，常于安静休息或睡眠时发病，起病在数小时或1～2天内达到高峰。②临床表现决定于梗死灶的大小和部位，主要为局灶性神经功能缺损的症状和体征，如偏瘫、偏身感觉障碍、失语、共济失调等，部分可有头痛、昏迷等全脑症状。③患者一般意识清楚，在发生基底动脉血栓或大面积脑梗死时，病情严重，出现意识障碍，甚至脑疝形成，最终导致死亡。

2.临床分型

依据症状和体征的演进过程可分为以下几种。

（1）完全性卒中

完全性卒中指发病后神经功能缺失症状较重、较完全，常于数小时内（<6小时）达到高峰。

（2）进展性卒中

进展性卒中指发病后神经功能缺失症状在48小时内逐渐进展，或呈阶梯样加重。

（3）可逆性缺血性神经功能缺失

这是指发病后神经缺失症状较轻，持续24小时以上，但可于3周内恢复。

本节重点讨论完全性卒中，通常是颈内动脉主干、大脑中动脉主干或皮层支的完全性卒中，引起大面积脑梗死。

3.定位症状

（1）颈内动脉闭塞综合征

颈内动脉闭塞的临床表现复杂多样。如果侧支循环代偿良好，可以全无症状。如果侧支循环不良，可表现为大脑中动脉（或）大脑前动脉缺血症状。临床表现为病灶侧的霍纳（Horner）综合征；病灶侧单眼一过性黑矇，偶有永久性视力障碍（眼动脉缺血）；病灶对侧偏瘫及偏身感觉障碍等（大脑中动脉或大脑中、前动脉缺血）；

优势半球病变可有失语等。当颈内动脉严重狭窄同时又有脑灌注不足时，可导致大脑前、中、后动脉供血区间的分水岭梗死。

(2)大脑中动脉闭塞综合征

主干闭塞出现典型的三偏症状，即病变对侧偏瘫、偏身感觉障碍及偏盲。优势半球可有失语；由于主干闭塞引起大面积脑梗死，患者多有不同程度的意识障碍，脑水肿严重时可导致脑疝形成，甚至死亡。

(3)大脑后动脉闭塞综合征

主干闭塞引起对侧同向性偏盲、偏瘫及偏身感觉障碍，丘脑综合征，优势半球受累可伴有失读症。

(4)椎—基底动脉闭塞综合征

主干闭塞常引起脑干广泛梗死，出现脑神经、锥体束及小脑症状，如突然眩晕、恶心呕吐、共济失调、瞳孔缩小、四肢瘫痪、肺水肿、消化道出血、昏迷、高热等，常因病情危重死亡。

(二)脑栓塞

脑栓塞是指血液中的各种栓子随血流进入脑动脉，造成血液供应中断，引起该动脉供血区脑组织缺血性坏死，出现局灶性神经功能缺损。脑栓塞约占脑卒中的15%～20%。最常见的病因是心源性脑栓塞，以风湿性心脏病二尖瓣狭窄伴房颤所形成的附壁血栓脱落及瓣膜病并发感染性心内膜炎的赘生物脱落多见。

任何年龄均可发病，但以青壮年多见，患者多有风湿性心脏病、心房颤动及大动脉粥样硬化等病史。常无前驱症状，在所有脑卒中患者中，此类患者起病最为急骤，症状常于瞬间即达高峰，多表现为完全型卒中。

大多数病人意识清楚或仅有轻度意识障碍，颈内动脉或大脑中动脉主干的大面积脑栓塞可发生脑水肿、颅内压增高、昏迷及抽搐发作，病情危重；椎—基底动脉系统栓塞可发生昏迷。

三、实验室及其他检查

1.头颅 CT

是脑血管病病人必要的检查之一。在发病 24 小时内头颅 CT 检查多正常；在24～48 小时后可见与闭塞血管供应区一致的低密度区，并能发现周围水肿区，以及有无合并出血和脑疝。

2.头颅核磁共振成像(MRI)

可以早期显示缺血组织的大小、部位,甚至可显示皮质下、脑干和小脑的小梗死灶。早期梗死的诊断敏感性达到 88%~100%,特异性达到 95%~100%。

3.经颅多普勒超声(TCD)

对判断颅内外血管狭窄或闭塞、血管痉挛、侧支循环建立程度有帮助。最近,应用于溶栓治疗的监测,对预后判断有参考意义。

4.血管影像学

现代血管造影已经达到了微创、低风险水平,对于脑梗死的诊断没有必要常规进行血管造影数字减影(DSA)检查。在开展血管内介入治疗、动脉内溶栓、判断治疗效果等方面 DSA 很有帮助,但仍有一定的风险。

5.脑脊液

通常应在 CT 及 MRI 检查后考虑是否进行腰椎穿刺。有颅内压增高的患者慎做腰椎穿刺。一般脑梗死,脑脊液检查多正常;少数出血性梗塞,脑脊液镜检可见红细胞。

四、诊断与鉴别诊断

(一)诊断要点

1.临床特点

(1)多数在静态下急性起病,动态起病者以心源性脑栓塞多见,部分病例在发病前可有 TIA 发作。

(2)病情多在几小时或几天内达到高峰,部分患者症状可进行性加重或波动。

(3)临床表现取决于梗死灶的大小和部位,主要为局灶性神经功能缺损的症状和体征。

2.辅助检查

头颅 CT、MRI 等可明确诊断。

(二)鉴别诊断

1.颅内占位性病变

少数的脑肿瘤,慢性硬膜下血肿的起病与脑梗死相似,头颅 CT 可协助鉴别诊断。脑脓肿病人多有中耳炎史,起病后头痛、恶心、发热。头颅 CT 显示颅内占位改变。

2.颅内感染

某些颅内感染性疾病,如化脓性脑膜炎、结核性脑膜炎等亦会有局灶性神经功能缺失表现，但此类病人多有感染表现，脑脊液呈炎性改变，头颅CT检查无脑池、脑沟高密度出血影。

五、治疗

（一）治疗原则

脑梗死的治疗要实施以分型、分期为核心的个体化和整体化治疗原则。在一般内科治疗的基础上，可酌情采用改善脑循环、脑保护、抗脑水肿、降颅压等措施。

（二）西医治疗

1.一般治疗及对症治疗

应卧床休息，尽可能避免不必要的搬动，严密观察体温、脉搏、呼吸、血压等生命体征，注意瞳孔和意识的变化。加强护理，防止褥疮发生。对大面积脑梗死者应注意呼吸道通畅，给予氧气吸入，不能进食者应鼻饲进食，并注意水电解质平衡。预防各种类型的感染。对心源性脑栓塞应对症治疗原发病，如房颤等。对于急性缺血性脑卒中患者，降压更要慎重，除非≥180/100mmHg，或伴有严重心衰、主动脉夹层、高血压脑病者，一般不予降压，降压的目标是24小时内降低I5%，药物以利尿剂为基础。

2.溶栓治疗

目的是溶解血栓，迅速恢复梗死区血流灌注，减轻神经元损伤。溶栓应在起病6小时的治疗时间窗内进行才有可能挽救缺血半暗带。

（1）静脉溶栓适应证

①年龄18～75岁；②发病时间在6小时以内；③意识清或轻度嗜睡；④肢瘫0～3级；⑤溶栓治疗前头颅CT检查无出血、无低密度区；⑥血压控制在180/100mmHg以内；⑦有知情同意书。

（2）溶栓药物治疗方法

①尿激酶：100万至150万U，加入生理盐水100～200mL中，持续静滴30min。②重组组织型纤溶酶原激活剂（rt-PA）：剂量为0.9mg/kg（最大剂量90mg），先静脉推注10%（1min），其余剂量连续静滴，60min滴完。

3.抗凝治疗

目的在于防止血栓扩展和新血栓形成。多用于进展型卒中、溶栓治疗后短期应用防止再闭塞。对于心源性脑栓塞，可预防血栓扩展和再发，但有引起出血的副作用。治疗期间应监测凝血时间和凝血酶原时间，还需备有维生素 K 等拮抗剂，以便处理可能的出血并发症。常用药物如低分子肝素 0.4mL，每日 1～2 次，皮下注射；肝素钠 50～100mg 加入 5%葡萄糖 500mL 中静点，每日 1 次，一般连用 3～5 天。蛇毒制剂如降纤酶 10U 加入葡萄糖或生理盐水 250mL 中静点，每日 1 次，连用 3～5 天。口服制剂有华法林、双香豆素乙酯等。

4.脱水降颅压

对大面积脑梗死，应使用脱水药物，常用 20%甘露醇及呋塞米等，详见脑出血。

5.血管扩张剂

急性期缺血区血管呈麻痹状态及过度灌流，血管扩张剂可导致脑内盗血及加重脑水肿，宜慎用或不用。部分专家认为：急性期，脑水肿出现之前适合应用血管扩张剂。发病 6 小时之内配合溶栓治疗，效果较显著。目前常用的血管扩张剂有己酮可可碱、烟酸、罂粟碱、脉栓通等。

6.稀释血液和扩充血溶量

此疗法有增加血容量，降低血液黏稠度，改善脑部微循环的作用。常用药物如低分子右旋糖酐 500mL，每日 1～2 次静点，代血浆 500mL 静点每日 1 次。使用本治疗方法，可加重心脏负担，对心衰病人应慎用。

7.神经保护治疗

已经进行了许多实验和临床研究，探讨了各种神经保护剂的效果，不少神经保护剂在动物实验时有效，但缺乏有说服力的大样本临床观察资料。目前常用的有胞二磷胆碱、脑复康、钙通道阻滞剂、脑蛋白水解物等。

亚低温可能是有前途的治疗方法，有关研究正在进行，高压氧亦可使用。

8.降纤治疗

通过降解血中纤维蛋白原，增强纤溶系统活性，抑制血栓形成。可供选择的药物有降纤酶、巴曲酶、安克洛酶和蚓激酶等。

9.外科或介入治疗

外科手术如颈动脉内膜切除术、颅内外动脉吻合术、开颅减压术等对急性病人有一定疗效。大面积和小而有脑疝征象者，宜行开颅减压治疗。介入治疗包括颅内外血管经皮腔内血管成形术及血管内支架置入等，其与溶栓治疗的结合已经越来越受到重视。

六、中医治疗

（一）辨证论治

1.中经络型

(1)气虚血滞，脉络瘀阻证

证候：突发半身不遂，肌肤不仁，口眼歪斜，口角流涎，言语謇涩，心慌气短，手足肿胀，舌淡或紫暗，苔白，脉细涩或虚弱。

治法：益气活血，通经活络。

方药：补阳还五汤（《医林改错》）加减：当归尾、川芎、黄芪、赤芍、桃仁、红花、地龙。加水蛭、丹参。

(2)肝肾阴虚，肝阳上亢证

证候：突发半身不遂，肌肤不仁，口眼歪斜，舌强语謇，头痛头晕，舌质红，苔黄或黄腻，脉弦滑而细数。

治法：滋阴潜阳，平肝息风。

方药：镇肝息风汤（《医学衷中参西录》）加减。淮牛膝、龙骨、牡蛎、代赭石、龟板、生白芍、天冬、麦芽、玄参、川楝子、茵陈蒿、甘草、水蛭、丹参、生地、桃仁、红花、泽泻。

2.中脏腑型

大面积脑梗死可出现中脏腑证候，治疗参阅脑出血。

（二）其他疗法

1.中药针剂及中成药

中药针剂及中成药主要有丹参注射液、疏血通注射液（水蛭、地龙）、川芎注射液、银杏叶制剂、三七制剂（血塞通、络泰）等，可酌情使用。还有消栓再造丸、醒脑再造丸、人参再造丸、大活络丹等。

2.针灸治疗

针刺疗法对脑血管病治疗有较好疗效，不但在脑血管病的恢复期可以普遍应用，对部分病例还可早期治疗。

(1)体针的常用穴位

头面部：百会、上星、印堂、迎香、太阳、下关、地仓、人中、翳风、风池等穴。

上肢：曲池、手三里、外关、内关、合谷、少泽、后溪等穴。

下肢：环跳、秩边、风市、阳陵泉、足三里、承山、三阴交、昆仑、涌泉等穴。

每次取穴不宜过多,可轮流使用。一般选用1~2个主穴,再选若干配穴。每日1次,7~10天为1疗程,休息5~7天,可再行第2疗程,并可用电针。

(2)头针

取穴:可选用相对应的运动区、足运感区、语言区等。

操作:快速捻针每分钟200转以上,留针30min,每10min捻针1次、每次捻针3min,同时配合主动或被动的肢体活动。

七、预防与调护

1.预防

(1)积极治疗脑梗死危险因素

对50岁以上的中老年人应定期体检、及时发现糖尿病、高脂血症、高黏血症并及时治疗。预防和积极治疗高、低血压病,并进行规范的药物治疗。

(2)积极治疗与脑栓塞有关的疾病

与脑栓塞有关的疾病有心脏病、心律失常如心房纤颤等。

(3)改变不良生活习惯

如抽烟、酗酒、熬夜等不良习惯。提倡低盐饮食,以清淡、低胆固醇食物为宜,避免大便干燥,保持健康的心态和良好的情绪。

2.调护

①病后应立刻送医院进行及时治疗,中西医结合治疗能极大的提高疗效。②如属大面积梗塞,病人应入重症监护病房,实施心、肺、脑全面监护。保持呼吸道通畅,并给予氧气吸入;适当使用抗生素,预防呼吸道和泌尿道的感染。③做好皮肤护理,预防褥疮的发生。④加强肢体功能锻炼,首先要促使病人消除依赖心理,建立乐观主义情绪,激励患者坚持锻炼,实现生活自理。

第三节 帕金森

帕金森病(PD)又名震颤麻痹,由英国医生James Parkinson(1817年)首先描述,是一种中老年人常见的运动障碍疾病,以黑质多巴胺能神经元变性丢失和路易小体形成为主要病理特征,临床表现以静止性震颤、运动迟缓、肌强直和姿势步态障碍等运动症状和感觉障碍、睡眠障碍、神经精神障碍和自主神经功能障碍等非运动症状为主要特征的疾病。65岁以上人群患病率为1700/10万。

本病与中医学“颤病”相类似，归属于“震掉”“振栗”“颤振”“肝风”等范畴。

一、病因病机

（一）西医病因病理

1.病因及发病机理

迄今，本病的病因和发病机制尚未完全阐明，故也将本病称为原发性帕金森综合征，目前认为，PD的发病可能与下列因素有关：

(1)年龄因素

PD主要发生于中老年人，40岁以前发病十分少见。有资料显示，PD的患病率和发病率随年龄的增长而呈几何指数增加，并在80岁后达到峰值，因此，老化是引起PD发病最大的危险因素。但资料也显示，人类30岁以后，黑质多巴胺能神经元就开始出现退行性变，而老年人中的患病者毕竟是少数，这说明生理性的多巴胺能神经元退变不足以引起本病，PD的发病不过是与年龄老化相关的病理性过程。

(2)环境因素

20世纪80年代初，美国加州一些吸毒者误用一种吡啶类衍生物1—甲基—4—苯基1,2,3,6—四氢吡啶(MPTP)后，出现原发性PD的表现；给猴注射MPTP后复制出酷似PD的行为学表现和某些病理改变，引起人们对环境因素的注意。流行病学研究显示，接触杀虫剂、从事农业职业等的人群罹患PD的风险要高于无接触史的人群。

(3)遗传因素：有PD或震颤家族史的人群患病风险增加，提示遗传因素在PD的发病中具有重要地位。

目前普遍认为，PD并非单一因素致病，而是多种因素共同参与。年龄老化、环境因素、遗传易感性都可以使患病几率增加，但对上述因素之间相互作用的研究才刚起步，人们的了解还不深刻。数据表明，蛋白质的内环境破坏可能是PD发病的重要推手，包括蛋白质异常聚合、细胞内蛋白质的运输以及降解异常等。通过研究6—羟基多巴胺(6-OHDA)和MPTP诱导的PD模型发现，线粒体功能障碍在黑质多巴胺能神经元的变性死亡过程中具有重要地位。最近的研究显示，PD脑内的病理演变可能与α-突触核蛋白的朊蛋白样传播相关。

2.病理

主要是含色素的神经元变性、缺失，尤以黑质致密部多巴胺能神经元为著。类似改变也可见于蓝斑、中缝核、迷走神经背核等部位，但程度较轻。PD的另一个病理特征是，α-突触核蛋白错误折叠后变得不可溶，沉积在残留神经元胞浆中和突起中形成嗜酸性包涵体，即路易小体和路易突起。

（二）中医病因病机

1.年老体弱

帕金森病多发于老年人，“年四十而阴气自半”，兼加劳顿、色欲之消耗，而致阴精虚少，形体衰败，致使筋脉失濡，肌肉拘挛，发为震颤、僵直。

2.五志过极

五志过极皆能化火，火热内盛，耗伤阴精，阳亢风动而为本病；思虑太过，损伤脾胃，运化失司，气血生化乏源而致肢体失养，或化生痰浊，阻于筋脉。

3.饮食不节

嗜食肥甘厚味，损伤脾胃，痰浊内生，痰阻经脉；或喜食辛辣之品，化热伤阴，阴虚阳亢，虚风内动而发本病。

4.先天禀赋不足

禀赋不足，肾精亏虚，髓海失充，筋脉失荣而发为本病。

可见本病是由多种病因长期作用的结果，病位在脑，与肝、肾关系密切，肝肾阴虚为本，痰浊、瘀血、风火为标，形成本虚标实之证。

二、临床表现

PD通常发病于40～70岁，60岁以后发病率高，30岁前发病少见，起病隐袭，缓慢发展，逐渐加剧。初发症状以静止性震颤最多，其次为肌强直、运动迟缓，步态障碍多于后期出现。

1.运动迟缓

主要表现为动作起始缓慢，做重复动作时的速度和幅度进行性降低。出现上述特征是诊断帕金森综合征的必备条件。临床上可以通过叩指、手腕轮替等试验进行检查，患者在完成上述任务时，动作的速度和幅度进行性降低。书写时，会出现字越写越小，呈现“写字过小征”。自发动作减少，面部表情肌活动和瞬目动作减少、常常双眼凝视，呈现“面具脸”；手势也显著减少。

2.震颤

静止性震颤是PD的典型表现，通常双侧不对称，频率为4～6Hz。安静或休息时出现或明显，随意运动时减轻或停止，紧张时加剧，入睡后消失。拇指与屈曲的食指间呈“搓丸样”动作，多由一侧上肢远端(手指)开始，逐渐扩展到同侧下肢及对侧肢体，下颌、口唇、舌及头部通常最后受累。

3.肌强直

肌强直表现为屈肌和伸肌同时受累，被动运动时关节始终保持增高的阻力，类似弯曲软铅管的感觉，故称“铅管样强直”；部分患者因伴有震颤，检查时可感到在均匀的阻力中出现断续停顿，如同转动齿轮感，称为“齿轮样强直”，这是由于肌僵直与静止性震颤叠加所致。四肢、躯干、颈部肌僵直可使患者出现特殊的屈曲体姿，表现为头部前倾，躯干俯屈，上肢肘关节屈曲，腕关节伸直，前臂内收，下肢之髋及膝关节均略为弯曲。

4.姿势步态障碍

姿势不稳和步态障碍是晚期 PD 的普遍症状，如果在早期出现需要考虑其他疾病。PD 的步态障碍表现为：步基较窄，步幅较短呈小步态，且越走越小，上肢的前后摆动减少或完全消失。有时迈步后即以极小的步伐向前冲去，越走越快，不能及时停步或转弯，称慌张步态。随病情进展，会出现转身以及自坐、卧位起立困难，迈步时犹豫不决，甚至行走中全身僵住，不能动弹，称为“冻结”现象。

5.非运动症状

非运动症状也是常见和重要的临床征象，而且有的可先于运动症状而发生。

(1)感觉障碍

最常见的感觉障碍主要包括嗅觉减退、疼痛或异麻等。80%～90%帕金森病患者存在嗅觉障碍，可发生在运动症状出现之前，有助于区别帕金森综合征。约70%患者出现颈部、脊柱旁、腰及下肢肌肉乃至全身疼痛。

(2)睡眠障碍

睡眠障碍主要包括入睡困难、睡眠维持困难(又称睡眠破碎)、快速眼动期睡眠行为异常(RBD)、白天过度嗜睡(EDS)、不安腿综合征(RLS)等。

(3)精神障碍

最常见的精神障碍包括抑郁和(或)焦虑、情感淡漠、幻觉、妄想、认知障碍或痴呆等。

(4)自主神经功能障碍

最常见的自主神经功能障碍主要有便秘、排尿异常、体位性低血压、性功能障碍等。

6.其他症状

①反复轻敲患者眉弓上缘可诱发眨眼不止(Myerson 征)，正常人反应不持续；

可有眼睑阵挛(闭合眼睑轻度颤动)或眼睑痉挛(眼睑不自主闭合)。②口、咽、腭肌运动障碍,使讲话缓慢,语音低沉单调,流涎,严重时吞咽困难。由少动引起的构音不全、重复语言、口吃等,称为“慌张言语”。

三、实验室及其他检查

1.血、脑脊液检查

常规化验均无异常。

2.颅脑 CT、MRI 检查

无特征性所见。

3.基因检测

DNA 印迹技术、PCR、DNA 序列分析等在少数家族性 PD 患者可能会发现基因突变。

4.功能显像检测

采用正电子发射断层扫描(PET)或单光子发射计算机断层(SPECT)了解脑血流和脑代谢,可发现 PD 患者脑内多巴胺转运载体(DAT)功能显著降低,且疾病早期即可发现。对 PD 的早期诊断、鉴别诊断及病情进展监测均有一定的价值。

四、诊断与鉴别诊断

(一)诊断

①中老年发病,缓慢进展。②必须具备动作迟缓,至少具备静止性震颤和肌强直的一项,症状左右侧肢体不对称。③左旋多巴治疗有效。④患者无小脑体征、核上性眼肌麻痹、锥体系损害,无早期出现的严重记忆、语言和实践力损害,无自主神经功能障碍,如体位性低血压等。⑤排除药物引起的帕金森综合征。符合以上条件即可做出临床诊断。

(二)鉴别诊断

1.继发性帕金森综合征

有明确病因可寻,如感染、药物、中毒、动脉硬化和外伤等。①脑炎后帕金森综合征:20 世纪上半叶曾流行的甲型脑炎,病后常遗留帕金森综合征,目前已罕见;②药物或中毒性帕金森综合征:有多巴胺能阻断剂或毒物接触史有助于鉴别;③血管性帕金森综合征:患者有高血压、动脉硬化和脑卒中史,以及腱反射亢进病理征,影像学检查可提供依据。

2.帕金森叠加综合征

这是一组具有 PD 样的表现，又具有 PD 不存在的其他系统受累临床表现的少见神经系统变性疾病，较多见的有多系统萎缩(MSA)和进行性核上性麻痹(PSP)。与 PD 相比，帕金森叠加综合征常对称性发病，没有静止性震颤，对多巴胺能药物没反应，出现核上性眼肌麻痹、锥体系症状、小脑症状，早期出现姿势不稳和自主神经系统障碍等。

3.特发性震颤

震颤以姿势性或运动性为特征，发病年龄早，饮酒或用普萘洛尔后震颤可显著减轻，无肌强直和运动迟缓，1/3 患者有家族史。

4.肝豆状核变性

发病年龄小，有肝损害和角膜 K-F 环，血清铜、铜蓝蛋白、铜氧化酶活性降低，尿铜增加。

五、治疗

(一)治疗思路

经过近 200 年来的研究，西医治疗本病的方法已经有很多，至少在 PD 的早、中期能够有效地控制症状，改善患者的生活质量。中医药能够有效地缓解症状，特别是与西药联合应用时，能够提高西药对症状的控制，发挥增效减毒作用。因此，中医药在 PD 治疗中有着重要地位。

(二)西医治疗

1.药物治疗

PD 药物治疗应遵循的原则是：治疗方案个体化，从小剂量开始，缓慢递增，尽量以较小剂量取得较满意疗效。

(1)抗胆碱能药物

对震颤和强直有一定效果，但对运动迟缓疗效较差，适用于震颤突出且年龄较轻的患者。常用药物有以下几种。①苯海索：1～2mg，每日 3 次。②开马君：起始量每次 2.5mg，每日 3 次口服，逐渐增至每日量 20～30mg，分 3 次服。主要副作用为口干、视物模糊、便秘和排尿困难，严重者有幻觉、妄想。前列腺肥大及青光眼患者禁用；老年人慎用。

(2)金刚烷胺

对少动、强直、震颤均有轻度改善作用,对异动症有一定的治疗作用。早期患者可单独或与苯海索合用。起始剂量 50mg,每日 2～3 次,1 周后可增至 100mg,每日 2～3 次;一般每日不宜超过 300mg,老年人剂量每日不宜超过 200mg。药效一般可维持数月至 1 年。副作用有不宁、神志模糊、下肢网状青斑、踝部水肿等,均较少见。肾功能不全、癫痫、严重胃溃疡、肝病患者慎用,哺乳期妇女禁用。

(3)左旋多巴及复方左旋多巴

这是治疗 PD 的最基本、最有效药物,对震颤、强直、运动迟缓等均有较好疗效。临床上使用的复方左旋多巴有标准片、控释片、水溶片等不同剂型。常用标准片有美多巴和心宁美,分别由左旋多巴加苄丝肼或卡比多巴组成。控释剂有息宁控释片和美多巴液体动力平衡系统两种。水溶片有弥散型美多巴。

标准片:常规复方左旋多巴治疗多选此剂型,开始时 62.5mg(即 1/4 片),每日 2～3 次,视症状控制情况增至 125mg,每日 3～4 次;最大量不应超过 250mg,每日 3～4 次;一般主张餐前 1 小时或餐后 2 小时服药。控释片:优点是有效药物血浓度比较稳定,且作用时间较长,有利于控制症状波动,减少每日的服药次数。适用于伴有症状波动者,或不伴症状波动的早期轻症患者。水溶片:特点是易在水中溶解,便于口服,吸收迅速,起效快(10 分钟左右),且作用维持时间与标准片基本相同。适用于有吞咽障碍、清晨运动不能、“开”期延迟、下午“关”期延长、剂末肌张力障碍的患者。常见副作用有恶心、呕吐、低血压、心律失常(偶见)、症状波动、运动障碍(异动症)和精神症状等。闭角型青光眼、精神病患者禁用,活动性消化道溃疡者慎用。

(4)多巴胺受体激动剂

PD 后期患者用复方左旋多巴治疗产生症状波动或运动障碍,加用多巴胺受体激动剂可减轻或消除症状,减少复方左旋多巴用量。单用疗效不如复方左旋多巴,一般主张与之合用,副作用与复方左旋多巴相似,不同之处是症状波动和运动障碍发生率低,而体位性低血压和精神症状发生率较高。常用的多巴胺受体激动剂有以下几种。①溴隐亭:开始0.625mg,晨服,每隔 3～5 日增加0.625mg,分次服,6～8 周内达到治疗效果;通常治疗剂量7.5～15mg/d,最多不超过 20mg/d。②吡贝地尔缓释片:初始剂量 50mg,每周增加 50mg,有效剂量 150mg/d,分 3 次服,最多不超过 250mg/d。③普拉克索:开始 0.125mg,每日3 次,每周增加 0.125mg,有效剂量 0.5～1.0mg,每日 3 次,最多不超过 5mg/d。

(5)单胺氧化酶 B 抑制剂

司来吉兰和雷沙吉兰,为选择性单胺氧化酶 B(MAO-B)抑制剂,司来吉兰一般用量为 2.5～5mg,每日 2 次,宜在早晨和中午服用,不宜傍晚后应用,以免引起失眠。副作用有口干、胃纳减退、体位性低血压等。雷沙吉兰的用量为 1mg,每日 1 次,早晨服用。有胃溃疡者慎用,禁与杜冷丁以及 5-羟色胺再摄取抑制剂(SSRI)合用。

(6)儿茶酚—氧位—甲基转移酶(COMT)抑制剂

在疾病早期首选复方左旋多巴联合 COMT 抑制剂治疗,可以改善患者症状,并且能预防或延迟并发症的发生。疾病中晚期,当复方左旋多巴疗效减退时,添加托卡朋或恩托卡朋可以进一步改善症状。托卡朋具有周围和中枢 COMT 抑制作用,每次 100～200mg,口服,每日 3 次。恩托卡朋是周围 COMT 抑制剂,每次 100～200mg,口服,与左旋多巴类药物同时服用,次数相同,最大用药频次不超过 5 次为宜。副作用可有转氨酶升高、腹痛、腹泻、头痛、多汗、口干、尿色变浅等,托卡朋可能导致肝功能损害,需严密监测,尤其在用药后的前 3 个月。

2.外科治疗

立体定向手术治疗 PD 始于 20 世纪 40 年代。近年来利用微电极记录和分析细胞放电的特征,可以精确定位引致震颤和肌强直的神经元,达到细胞功能定位的水平,使手术治疗的疗效和安全性大为提高。目前常用的手术方法有苍白球、丘脑底核毁损术和深部脑刺激术(DBS)。其原理都是纠正基底节过高的抑制性输出。适应证是药物治疗失效、不能耐受或出现运动障碍(异动症)的患者。对年龄较轻,症状以震颤、强直为主且偏于一侧者效果较好,但术后仍需应用药物治疗。

3.细胞移植及基因治疗

是有较好前景的治疗方法,但存在一些问题,技术还不成熟,不能应用于临床。

4.康复治疗

作为辅助手段对改善症状也可起到一定作用。研究显示,打太极拳可以改善患者的平衡状况。

(三)中医治疗

1.辨证论治

(1)肝风内动证

症状:头摇肢颤,不能自主,活动迟缓,项背僵直,眩晕头胀,面红,口苦口干,易怒,腰膝酸软,舌红,苔薄黄,脉弦细。

治法:育阴潜阳,舒筋止颤。

方剂:六味地黄丸合天麻钩藤饮加减。

(2)肝肾阴虚证

症状:活动迟缓,四肢拘急僵直或出现震颤,行动笨拙,头晕目眩,耳鸣,腰膝酸软,五心烦热,大便秘结,舌红苔少,脉弦细。

治法:滋补肝肾。

方剂:杞菊地黄丸加减。

(3)气血两虚证

症状:头摇肢颤,四肢无力,少气懒言,少动显著,眩晕,心悸,纳呆,乏力,畏寒肢冷,汗出,溲便失常,舌体胖大,苔薄白滑,脉沉濡无力或沉细。

治法:益气养血,平肝柔筋。

方剂:定振汤加减。

(4)痰瘀阻络型

症状:肢摇头颤,活动迟缓,筋脉拘紧,反应迟钝,动作笨拙,言语謇涩,心悸胸闷,嗳气腹满,皮脂外溢,口中黏腻流涎,口渴不欲饮,舌质淡或暗,苔白或腻,脉沉细或弦。

治法:化痰祛瘀,息风通络。

方剂:温胆汤合补阳还五汤加减。

2.常用中药制剂

(1)六味地黄丸

功效:滋阴补肾。用于头晕耳鸣,腰膝酸软,骨蒸潮热,盗汗。用法:浓缩丸每次8粒,每日3次,口服。

(2)杞菊地黄丸

功效:用于肝肾阴亏的眩晕、耳鸣、目涩畏光、视物昏花。用法:浓缩丸每次8粒,每日3次,口服。

(3)补中益气丸

功效:补中益气。用于气血不足所致的体倦乏力、少气懒言,少动显著等。用法:浓缩丸每次8粒,每日3次,口服。

六、预后

PD是一种慢性进展性疾病,目前尚无根治方法,由于严重肌僵直、全身僵硬终致卧床不起。本病死亡的直接原因是肺炎、骨折等各种并发症。

七、预防与调护

（1）本病病因尚不明确，尚无有效的预防措施阻止疾病的发生和进展。流行病学证据示绿茶可降低患本病的风险。

（2）患病后应加强安全护理，防止跌仆，预防肺部感染。

（3）加强肢体、语言等功能康复训练，提高生活质量。

第五章　泌尿系统疾病

第一节　肾病综合征

一、概述

肾病综合征(NS)是由各种原因导致的一组临床综合症候群。临床主要表现为大量蛋白尿、低蛋白血症、水肿、高脂血症,其中大量蛋白尿、低蛋白血症为诊断肾病综合征的必备条件。本病可分为原发、继发及先天性,归属于中医学"水肿"范畴。

二、诊断要点

(一)临床表现

可见于各年龄段,但以2～50岁多见,男多于女,水肿程度不同,常为肾病综合征的首发症状,常隐袭发生,多见于踝部,为凹陷性水肿,严重者常有多浆膜腔积液,少数有高血压。起病前常有上呼吸道及皮肤感染史,伴乏力、腹胀、精神萎靡等症状,而部分以咯血、偏瘫等并发症为首发。肾病综合征的临床特点与病理生理有密切关系。

(二)诊断标准

(1)大量蛋白尿(尿蛋白定量大于3.5g/d)。

(2)低蛋白血症(血浆白蛋白低于30g/L)。

(3)水肿(常为明显水肿,并可伴腹腔积液、胸腔积液)。

(4)血脂升高[血清胆固醇和(或)甘油三酯增高]。

其中(1)、(2)项为诊断所必需。依据以上典型临床表现,结合病史,除外继发性肾病综合征及遗传性疾病可诊断，肾穿刺活检术可进一步明确病理分型。

（三）病理类型及特征

1.微小病变型肾病（MCD）

好发于儿童，约占儿童NS发病的80%，男多于女。血尿发生率低（约5%伴有镜下血尿），一般不出现持续性高血压及肾功能减退，90%的患者对激素治疗敏感。但本病复发率高达60%，若反复发作可能转变为系膜增生性肾小球肾炎，进而转变为局灶性节段性肾小球硬化。

病理光镜下肾小球基本正常，近曲小管上皮细胞可见脂肪变性。免疫病理检查阴性。电镜下有广泛的肾小球脏层上皮细胞足突融合。

2.局灶性节段性肾小球硬化（FSGS）

好发于青少年，男性多于女性，多为隐匿起病。大量蛋白尿及肾病综合征为其主要临床特点，多数伴有血尿。多数有高血压和肾功能减退。光镜下肾小球病变呈局灶、节段分布，表现为受累节段的硬化，相应的肾小管萎缩、肾间质纤维化。免疫病理显示IgM和C_3在肾小球受累节段呈团块状沉积。电镜下可见肾小球上皮细胞足突广泛融合、足突与肾小球基底膜（GBM）分离及裸露的GBM节段。根据硬化部位及细胞增殖的特点，FSGS可分为以下五种亚型：经典型、塌陷型、顶端型、细胞型及非特殊型，其中非特殊型最为常见，约占半数以上。

多数顶端型FSGS对糖皮质激素治疗有效，而塌陷型FSGS对激素治疗反应差、进展快，多于2年内进入终末期肾衰竭。其余各型的预后介于两者之间。部分病例由微小病变型肾病转变而来。

3.膜性肾病（MN）

本型好发于中老年，男性多于女性，多隐袭起病，少数在前驱感染后短期内发病，病程呈缓慢进展性，最早症状通常是逐渐加重的下肢水肿、持续性蛋白尿，蛋白尿常为非选择性，经过多年肾功能才逐渐恶化。约80%表现为肾病综合征，发病初期常无高血压，大多数患者肾功能正常或轻度受损，血清C_3和其他补体成分多正常，极易发生血栓栓塞并发症。临床约有20%MN患者可自行缓解。

光镜特点表现为肾小球毛细血管基底膜弥漫性增厚。免疫病理显示IgG和C_3呈细颗粒状沿肾小球毛细血管壁沉积。电镜下早期可见基底膜上皮侧有电子致密物，常伴有广泛足突融合。

4.系膜增生性肾小球肾炎（MsPGN）

本型在我国原发性肾病综合征的常见类型，约占30%。本病好发于青少年，男多于女，多数患者有前驱感染，临床表现为蛋白尿、血尿。部分隐匿起病。血尿发生率高(IgA 几乎为 100%,非 IgA 约 70%)。本组疾病呈肾病综合征者,对糖皮质激素及细胞毒药物的治疗反应与其病理改变轻重相关,轻者疗效好,重者疗效差。

光镜下可见肾小球系膜细胞和系膜基质弥漫增生,依其增生程度可分为轻、中、重度。免疫病理检查可将本组疾病分为 IgA 肾病(单纯 IgA 或 IgA 沉积为主)及非 IgA(IgG 或 IgM 沉积为主)系膜增生性肾小球肾炎,常伴有 C_3 于肾小球系膜区或系膜区及毛细血管壁呈颗粒状沉积。电镜下在系膜区可见到电子致密物。

5.系膜毛细血管性肾小球肾炎(MPGN)

本型又称膜增生性肾小球肾炎,是肾病综合征最少见的类型,好发于青壮年,男女比例大致相等。有前驱感染者(约占 70%)发病急,亦有少数隐匿起病并伴明显血尿(100%血尿,肉眼血尿常见)。本病病程持续性进展,高血压、贫血及肾功能损害出现早,病情多持续进展,约 70%病例的血清 C_3 持续降低,是本病的重要特征之一。对糖皮质激素及细胞毒药物不敏感,仅对部分儿童病例有效,成人疗效差,病变进展快,预后差。发病 10 年以后约有 50%的患者将持续进展至慢性肾衰竭。

光镜下表现为肾小球基底膜增厚,系膜细胞和系膜基质弥漫重度增生,可插入肾小球基底膜和内皮细胞之间,使毛细血管袢呈"双轨征"。免疫病理检查常见 IgG 和 C_3 呈颗粒状系膜区及毛细血管壁沉积。电镜下系膜区和内皮下可见电子致密物沉积。

(四)辅助检查和实验室检查

1.尿液检查

通过尿蛋白定性及尿沉渣镜检,可以初步判断是否为肾小球病。以尿白蛋白增加为主,尿蛋白定性常大于 3+,24 小时尿蛋白定量大于 3.5g/L,部分患者可有血尿,表现为镜下血尿和肉眼血尿,但后者少见。

2.血液检查

血常规多数正常;血浆白蛋白<30g/L,血清胆固醇、甘油三酯升高,血尿素氮、肌酐可了解肾功能是否受损及其程度,电解质及二氧化碳结合力测定了解电解质紊乱及酸碱平衡失调。血液流变学检查可判断患者是否处于高凝状态。可根据病情选择性检查血清补体、血清免疫球蛋白、选择性蛋白尿指数、尿蛋白聚丙烯胺凝胶电泳、尿纤维蛋白(原)降解产物、尿酶、血清抗肾小球基底膜抗体、抗核抗体、抗体十五项、抗中性粒细胞胞浆抗体、乙肝两对半、肿瘤标志物等。

3.超声检查

双肾增大或正常。

4.肾穿刺活检

肾穿刺活组织检查病理分型有助于确诊，是确定病理类型的必要条件，对指导治疗、判断预后有重要意义。

三、鉴别诊断

需进行鉴别诊断的继发性肾病综合征病因主要包括以下疾病。

1.过敏性紫癜肾炎

青少年常见，临床表现有皮肤紫癜，可伴关节痛、腹痛及黑粪，多在皮疹出现后1～4周出现血尿和(或)蛋白尿，典型皮疹有助于诊断。

2.乙型肝炎病毒相关性肾炎

临床表现为蛋白尿或肾病综合征，常见的病理类型为不典型膜性肾病，其次为系膜毛细血管性肾小球肾炎等。诊断标准：①血清 HBV 抗原阳性；②患肾小球肾炎，并可除外狼疮性肾炎等继发性肾小球肾炎；③肾活检切片中找到 HBV 抗原。其中第三点必备。

3.系统性红斑狼疮性肾炎

育龄女性多见，常见有发热、皮疹、关节痛等，依据多系统受损的临床表现和血清抗核抗体、抗 ds-DNA 抗体、抗 SM 抗体阳性，补体 C_3 下降，一般不难诊断。

4.糖尿病肾病

常见于病程 10 年以上的糖尿病患者。早期尿微量白蛋白排出增加，以后逐渐发展成大量蛋白尿、肾病综合征，眼底检查有微血管病变有助于鉴别诊断。

5.韦格纳肉芽肿

肾损害的临床特征为肾病综合征或急进性肾炎。本病有三大特征，即鼻及鼻窦坏死性炎症、肺炎及坏死性肾小球肾炎。发病顺序为现有鼻部病变，再有肺部病变，继之出现肾损害。血清 γ 球蛋白、IgG 及 IgA 增高，cANCA 阳性，组织病理示炎症性、坏死性肉芽肿形成，血管壁炎性细胞浸润为主的坏死性血管炎和坏死性及节段性肾小球肾炎等有助于鉴别。

6.骨髓瘤性肾病

好发于中老年，男性多见，患者可有多发性骨髓瘤的特征性临床表现，如骨痛、贫血、肾功能损害和免疫功能异常。血清单株球蛋白增高、蛋白电泳 M 带及尿本周蛋白阳性，骨髓象显示浆细胞异常增生（占有核细胞的30%以上），并伴有质的改变，以上表现有助于鉴别诊断。

7.肾淀粉样变性

这是全身多器官受累的疾病。原发性淀粉样变性主要累及心、肾、消化道、皮肤和神经；继发性淀粉样变性常继发于慢性化脓性感染、结核、恶性肿瘤等疾病，主要累及肾、肝和脾等器官。肾受累时体积增大，常呈肾病综合征。肾淀粉样变性常需肾活检进行刚果红染色或电镜确诊。

8.药物所致的肾病综合征

有机金、汞、D-青霉胺、卡托普利、非甾体抗炎药有引起肾病综合征的报道。应注意用药史，及时停药可能使病情缓解。

9.肿瘤所致的肾病综合征

多种肿瘤尤其肺癌、胃肠道及乳腺恶性病变可引起肾病综合征，甚至以肾病综合征为早期临床表现。推测肿瘤引起肾脏免疫发病的机制可能有：肿瘤相关抗原刺激宿主产生抗肿瘤抗体，抗原与抗体形成可溶性免疫复合物沉积于肾小球；免疫监视功能缺陷，肿瘤患者接触某种抗原而产生免疫复合物致病等。

10.冷球蛋白血症肾损害

临床上遇到紫癜、关节痛、雷诺现象、肝脾大、淋巴结肿大、视力障碍、血管性晕厥及脑血栓形成等，同时并发肾小球肾炎，应考虑本病，进一步证实血中冷球蛋白增高，即可确定诊断。冷球蛋白血症都可引起肾损害。在临床上1/3患者发生慢性肾小球疾病，主要表现为蛋白尿及镜下血尿，常可发生肾病综合征及高血压，预后较差。

四、治疗方法

（一）西医治疗

治疗的目的是减少尿蛋白、缓解症状、保护肾功能、防止复发和防治并发症。

1.一般治疗

（1）休息

凡有严重水肿、低蛋白血症者需卧床休息，卧床可增加肾脏血流灌注，有利于利尿，减少尿蛋白漏出并避免交叉感染。但长期卧床会增加肢体静脉血栓形成的可能，故应保持适当的床上及床旁活动或被动活动。一旦水肿消失、一般情况好转后，可起床活动。注意避免过于劳累及剧烈活动。

(2)饮食营养治疗

热量供给不应少于126～147kJ/(kg·d)[30～35kcal/(kg·d)],每摄入1g蛋白质,必须同时摄入非蛋白热量138kJ(33kcal),蛋白质供给0.8～1.0g/(kg·d)时,提倡优质蛋白(富含必需氨基酸的动物蛋白,如牛奶、鸡蛋和鱼、肉类)饮食。碳水化合物应占总热量的60%,限制胆固醇和饱和脂肪酸摄入量,增加富含多聚不饱和脂肪酸(如植物油、鱼油)和单不饱和脂肪酸摄入量。

2.药物治疗

(1)利尿消肿

经控制水、盐摄入量而仍不能消肿者可适当应用利尿药。临床应该注意的是,NS水肿分为原发性容量增多与相对血容量不足,二者临床必须鉴别,以免利尿过度导致血栓形成等不良后果。一般而言,如用普通利尿药即能有利尿效果,可能为原发性容量增多,反之则为相对血容量不足。

①噻嗪类利尿药:主要作用于髓袢升支厚壁段(皮质部)及远曲小管前段,通过抑制钠和氯的重吸收,增加钾的排泄而达到利尿效果,长期服用应防止低钾血症、低钠血症。

②排钠潴钾利尿药:主要作用于远端小管和集合管,为醛固酮拮抗剂。单独使用此类药物效果较差,故常与排钾利尿药合用,多联合噻嗪类利尿药使用。

③袢利尿药:主要作用机制是抑制髓袢升支对氯和钠的重吸收,如呋塞米(速尿)、布美他尼(丁脲胺)和托拉塞米为最强有力的利尿药。在渗透性利尿药物应用后随即给药效果更好。应用袢利尿药时需谨防低钠血症及低钾低氯性碱中毒发生。

④渗透性利尿药:通过一过性提高血浆胶体渗透压,可使组织中水分回吸收入血。右旋糖酐40还具有改善微循环、抗血栓的作用。但对少尿(尿量<400mL/d)患者应慎用此类药物,因可导致急性肾衰竭。建议对严重水肿者选择不同作用部位的利尿药联合交替使用。

⑤人血白蛋白:静脉输注可提高血浆胶体渗透压,促进组织中水分回吸收并利尿。有研究指出,白蛋白与呋塞米联用较单独使用呋塞米能更有效地减轻体重,但须严格掌握静脉滴注白蛋白适应证:严重的低蛋白血症、高度水肿而又少尿(尿量<400mL/d)的患者;伴有血流动力学紊乱如晕厥;伴有肾内梗阻性肾病导致的急性肾损伤。在必须利尿的情况下方可考虑使用,但也要避免过频过多,否则可能延缓肾病的缓解。

(2)高凝状态治疗

患者由于凝血因子改变处于血液高凝状态,尤其当血浆白蛋白低于 20g/L 时,即有静脉血栓形成可能。

①肝素:主要可激活抗凝血酶Ⅲ(ATⅢ)活性。此外还具有补充肾小球 GBM 阴离子电荷、抑制系膜细胞凋亡、抑制系膜基质增生、抑制补体激活、抑制中性粒细胞的弹力蛋白酶、抑制活性氧的产生。

②低分子肝素(LMWH):抗凝辅助治疗,LMWH 在发挥抗凝、抗栓作用,改善血液流变学的同时,可阻止免疫复合物沉积,并可通过抗炎及调节细胞增殖作用,抑制系膜细胞增生,防止基底膜增厚,恢复基底膜的阴离子电荷屏障。

③尿激酶(UK):直接激活纤溶酶原,导致纤溶。使用时监测凝血功能,使 TT 和 APTT 应在小于 2 倍延长的范围内。UK 的主要副作用为过敏和出血。

④华法林:抑制肝细胞内维生素 K 依赖因子Ⅱ、Ⅶ、Ⅸ、Ⅹ的合成,治疗最初 1～2 日的凝血酶原活性,主要反映短寿命凝血因子Ⅶ的消失程度,这时的抗凝作用不稳定。约 3 日后,因子Ⅱ、Ⅶ、Ⅸ、Ⅹ均耗尽,才能充分显示抗凝效应。

⑤双嘧达莫:为血小板聚集拮抗剂。

(3)高脂血症治疗

肾病综合征患者,尤其是多次复发者,其高脂血症持续时间很长,即使病情缓解后,高脂血症仍持续存在,故目前多主张除微小病变型外,高脂血症均可使用降脂药物。

①HMG-CoA 还原酶抑制剂:此类药物主要使细胞内 Ch 下降,降低血浆 LDL-C 浓度,减少肝细胞产生 VLDL 及 LDL。

②纤维酸类药物:其降血甘油三酯作用强于降胆固醇。此药偶有胃肠道不适和血清转氨酶升高。

(4)抑制免疫与炎症反应

①糖皮质激素:糖皮质激素用于治疗肾脏疾病,主要是通过抑制炎症反应、抑制免疫反应、抑制醛固酮和血管升压素分泌,影响肾小球基底膜通透性等综合作用而发挥其利尿、消除尿蛋白的疗效。激素制剂有泼尼松(5mg)、泼尼松龙(5mg)、甲泼尼龙(4mg)、地塞米松,目前一般不用地塞米松,因其半衰期长,较强地抑制了下丘脑-垂体肾上腺轴。使用原则和方案如下。

水肿明显影响胃肠道对激素的吸收,此时口服激素治疗反应欠佳,可改用甲泼尼龙注射液静脉应用;如有肝功能损害,应该选用泼尼松龙、甲泼尼龙,两者不经肝脏转化,可防止加重肝脏负担。对于病理上有明显的肾间质病变,肾小球弥漫性增生,新月体形成和血管纤维素样坏死等改变的患者,可予以激素静脉冲击治疗。

长期应用激素可产生很多副作用,有时可相当严重,甚至致命。患者可出现感染、药物性糖尿病、消化性溃疡、上消化大出血、骨质疏松等副作用,少数病例还可能发生股骨头无菌性缺血性坏死,需加强监测,及时处理。

②细胞毒药物

a.环磷酰胺(CTX):目前临床上常用的此类药物中,CTX疗效可靠,且价格低廉。其作用机制为进入体内后先在肝脏中经微粒体功能氧化酶转化成醛磷酰胺,而醛磷酰胺不稳定,在细胞内分解成酰胺氮芥及丙烯醛,酰胺氮芥通过干扰DNA及RNA功能对淋巴细胞产生毒性作用,从而发挥较强的免疫抑制作用。属于双功能烷化剂及细胞周期非特异性药物。其主要的副作用为继发感染、肝损害、脱发、性腺抑制、出血性膀胱炎,甚则可引起膀胱纤维化、肿瘤,因此临床应用应尽量与患者沟通。主要用于激素依赖或激素抵抗型,或有激素禁忌者。CTX使用方法有每日口服、每日或隔日静脉注射和每月静脉滴注冲击1次三种。但国内大部分地区无口服剂型,所以目前以后两者应用较多,尤其因为CTX每月1次静脉滴注1g冲击(按第一天0.4g、第二天0.6g)的方法具有简单、有效且副作用少的优点,临床应用最多。近年的KIDIGO指南对于膜性肾病、激素抵抗或反复复发性微小病变型者,皆推荐使用CTX,因其在促进NS缓解、减少复发方面疗效可靠。KIDIGO指南对于应用钙调神经酶抑制剂环孢素或他克莫司无效的患者,推荐改用CTX治疗。

b.环孢素(CsA):服药期间需监测并维持其血浓度谷值为75～200ng/mL(全血,HPLC法),一般在用药后2～8周起效,但个体差异很大,大多服药2～3个月后缓慢减量,疗程3～6个月。CsA是一种有效的细胞免疫抑制剂,其作用机制分为免疫介导和非免疫介导两方面。但此药亦有多种副作用,最严重的副作用为肾、肝毒性。其肾毒性发生率在20%～40%,长期应用可导致间质纤维化。但目前认为肝肾毒性与剂量的多少相关,剂量在3～5mg/(kg・d)一般安全。但对于肾功能不全者尽量避免使用该药。

c.霉酚酸酯(MMF):1.5～2g/d,分2次口服,共用3～6个月,减量维持半年。其作用机制抑制鸟嘌呤核苷酸的经典合成途径,有选择性地抑制T、B淋巴细胞增生,从而抑制自身抗体的产生,减少免疫复合物在肾小球内沉积;抑制细胞表面黏附分子的表达,减少炎症细胞在组织和血管的浸润,限制炎症反应,从而使尿蛋白减少;抑制内皮细胞、平滑肌细胞、系膜细胞及成纤维细胞的增殖,进而抑制肾间质纤维化,改善和延缓肾功能恶化。故对细胞增殖明显、血管病变重的病变疗效佳。

MMF的副作用主要为诱发或加重感染、白细胞减少、肝功能损害、呕吐和腹泻等。目前认为大剂量激素联合MMF治疗应警惕巨细胞病毒性肺炎发生。

d.他克莫司(FK506):服用剂量为0.05～0.1mg/(kg·d),每日服药两次(早晨和晚上),用水送服。建议空腹,或者至少在餐前1小时或餐后2～3小时服用。有效后需服用12个月后减为0.06mg/(kg·d),维持0.5～1年。

FK506是从链霉菌属中分离出的发酵产物,其化学结构属23元大环内酯类抗生素,是一种T细胞特异性的钙调神经酶抑制剂,与CsA有相似的免疫抑制活性。主要通过抑制白介素-2的释放,全面抑制T淋巴细胞的作用,较环孢素作用强。服药第1周后每月检测FK506血药浓度,保持血药浓度为5～10mg/L,如过低可提高药物剂量,最大≤0.15mg/(kg·d),3个月后如获得完全缓解,则逐渐减量。他克莫司的副作用主要为诱发或加重感染、白细胞减少、肝功能损害,呕吐和腹泻等。目前认为与环孢素相比较,他克莫司的优势在于可试用于治疗NS伴有肾功能不全的患者。

③循证医学关于不同病理类型的NS免疫抑制方案:目前改善全球肾脏病预后组织(KDIGO)指南主张按照不同病理类型给予不同的免疫抑制方案,具体如下。

a.MCD:常对单纯激素治疗敏感,但容易复发。初治者可先予以单用激素治疗。如治疗过程中,因感染、劳累而复发者,去除诱因后不缓解者可再加用激素;如疗效差或反复发作者应使用细胞毒药物如环磷酰胺、环孢素等,力争达到完全缓解并减少复发。

b.MN:根据KIDIGO指南已有以下共识:单用激素无效,必须激素联合烷化剂(常用环磷酰胺、苯丁酸氮芥)。效果不佳的患者可试用小剂量环孢素或他克莫司,一般用药应在半年以上;也可与小剂量激素联合应用;早期膜性肾病疗效相对较好;对Scr持续>309.4μmol/L[eGFR<30mL/(min·1.73m^2)]及肾脏体积明显缩小(长径<8cm)者,或同时存在严重或潜在的威胁生命的感染患者,建议避免使用免疫抑制治疗,激素联合烷化剂治疗的对象主要为有病变进展高危因素的患者,如24小时蛋白尿大于6～8g/d,肾功能恶化和肾小管间质较重的可逆性病变等应给予治疗。否则建议密切观察6个月,控制血压和用ACEI和(或)ARB等非特异性措施降尿蛋白,病情无好转或观察过程中出现病情进展或肾功能异常者再接受激素联合烷化剂治疗。另外,膜性肾病极易并发血栓、栓塞并发症,应积极予以抗凝治疗。指南建议如无禁忌,白蛋白低于25g/L时即可开始用肝素或低分子肝素抗凝治疗。

c.FSGS:既往认为本病治疗效果不好,循证医学表明部分患者(30%～50%)激素有效,但诱导缓解时间较长,建议足量激素治疗[1mg/(kg·d)]应延长至3～4个月;足量激素用至6个月如无效,才能称之为激素抵抗。激素效果不佳者可试用环孢素。

d.MPGN:本病疗效差,长期足量激素治疗可延缓部分儿童患者的肾功能恶化。对于成年患者,目前没有激素和细胞毒药物治疗的有效证据。

(二)中医治疗

中药辨证论治

(1)风水泛滥

主症:水肿起于眼睑,继则四肢及全身皆肿,甚者眼睑水肿,眼合不能开,来势迅速,多有恶寒发热、肢节酸痛、小便短少等症。偏于风热者,伴咽喉红肿疼痛,口渴,舌质红,脉浮滑数。偏于风寒者,兼恶寒无汗,头痛鼻塞,咳喘,舌苔薄白,脉浮滑或浮紧。如水肿较甚,此型亦可见沉脉。

治法:疏风清热,宣肺行水。

代表方剂:越婢加术汤。

(2)湿毒浸淫

主症:身发疮痍,甚则溃烂,或咽喉红肿,或乳蛾肿大疼痛,继则眼睑水肿,延及全身,小便不利,恶风发热,舌质红,苔薄黄,脉浮数或滑数。

治法:宣肺解毒,利尿消肿。

代表方剂:麻黄连翘赤小豆汤合五味消毒饮。

(3)阴虚湿热

主症:面红肢体水肿,怕热,汗出,五心烦热,心悸失眠,小便短赤,大便干结,舌红,苔薄黄腻,脉弦滑数。

治法:滋阴清热利湿。

代表方剂:大补阴丸合猪苓汤。

(4)水湿浸渍

主症:全身水肿,按之没指,小便短少,身体困重,胸闷腹胀,纳呆,泛恶,苔白腻,脉沉缓,起病较缓,病程较长。

治法:健脾化湿,通阳利水。

代表方剂:胃苓汤合五皮饮。

(5)脾阳虚衰

主症:身肿,腰以下为甚,按之凹陷不易恢复,脘腹胀闷,纳减便溏,食少,面色不华，神倦肢冷，小便短少，舌质淡，苔白腻或白滑，脉沉缓或沉弱。

治法：温阳健脾，化气利水。

代表方剂：实脾饮。

(6)肾阳衰微

主症：面浮身肿，腰以下为甚，按之凹陷不起，心悸，气促，腰部冷痛酸重，尿量减少，四肢厥冷，怯寒神疲，面色㿠白或灰滞，舌质淡胖，苔白，脉沉细或沉迟无力。

治法：温肾助阳，化气行水。

代表方剂：济生肾气丸合真武汤。

(7)瘀水互结

主症：水肿延久不退，肿势轻重不一，四肢或全身水肿或伴血尿，以下肢为主，皮肤瘀斑，腰部刺痛，舌紫暗，苔白，脉沉细涩。

治法：活血祛瘀，化气行水。

代表方剂：桂枝茯苓丸。

第二节　急性肾小球肾炎

一、概述

急性肾小球肾炎(AGN)是临床常见的肾脏疾病，是以急性肾炎综合征为临床表现的一组疾病。急性起病，以血尿、蛋白尿、水肿、高血压及一过性肾功能损伤为主要临床表现。急性肾炎常出现于感染之后，以β型溶血性链球菌感染最常见。本病属中医学“水肿”“风水”或“阳水”和“溺血”等范畴。

二、诊断要点

(一)临床表现

本病主要发生于儿童，男性多于女性，预后一般良好，但成年(特别是老年)患者病情较重。起病前2～3周常有β型溶血性链球菌的前驱感染，以呼吸道和皮肤感染为主，呼吸道感染引起者较皮肤感染引起者潜伏期短。典型表现如下。①血尿：几乎均有血尿，多为镜下血尿，约2/3患者有肉眼血尿。②蛋白尿：程度不等，多为轻至中度，常＜3g/d。③高血压：80%的病例有一过性血压增高，常与水钠潴留有关，少数患者可出现急性左心衰、高血压脑病。④水肿：80%的病例有水肿，轻者仅累及眼睑及颜面部，重者遍及全身，呈非凹陷性。⑤肾功能异常：急性肾炎患儿在尿量减少同时可出现一过性肾功能损害，严重病例可发生急性肾衰竭，表现为尿量减少、高钾血症、低钠血症等电解质紊乱及代谢性酸中毒和尿毒症症状。

急性肾小球肾炎没有特异性体征，主要有血压升高、眼睑和双下肢水肿，偶有肾区压痛及叩击痛，少数可出现眼底小动脉痉挛及轻度视盘水肿。急性左心衰严重者可出现端坐呼吸、颈静脉怒张、两肺满布湿啰音、心脏扩大、奔马律等症状。

（二）诊断标准

（1）多于β型溶血性链球菌感染后1～3周后发病，起病急。

（2）呈急性肾炎综合征表现，出现血尿、蛋白尿、水肿及高血压，部分患者尚出现一过性肾功能损害。尿异常包括血尿、蛋白尿及颗粒管型及红细胞管型尿。

（3）急性期血清补体 C_3 及总补体下降，并于8周渐恢复正常。

（4）肾脏病理为毛细血管内增生性肾小球肾炎。

符合上述（1）～（4）项可诊断为本病。当临床诊断困难时，急性肾炎综合征患者需考虑进行肾活检以明确诊断、指导治疗。肾活检的指征为：①肾功能恶化1周以上或伴进行性尿量减少者；②病程超过2个月而无好转趋势者；③急性肾炎综合征伴肾病综合征者。

（三）辅助检查和实验室检查

1.尿液检查

几乎所有患者都有血尿，有时可见红细胞管型，偶见透明和颗粒管型。尿蛋白通常为（+）～（+++），尿蛋白多属非选择性，大多数<3g/24h。

2.血液化验

约半数患者有轻度正细胞正色素性贫血。白细胞计数可正常或增高，此与原发感染灶是否继续存在有关。血沉增快，2～3个月内恢复正常。部分患者可有一过性氮质血症，血中尿素氮、肌酐增高。

3.血清补体

早期血清 C_3 及总补体均明显下降，8周内逐渐复正常。C_3 测定对急性肾炎的鉴别诊断和非典型急性肾小球肾炎的诊断具有重要意义。血清补体下降程度与急性肾炎病情轻重无明显相关，但低补体血症持续8周以上，应怀疑膜增殖性肾炎或其他系统性疾病如冷球蛋白血症或狼疮性肾炎等。

4.病灶细菌培养及血清免疫学检查

急性肾炎发病后自咽部或皮肤感染灶培养出β型溶血性链球菌的阳性率约

30%左右，抗链球菌溶血素O抗体(ASO)滴度升高。

三、鉴别诊断

1.急进性肾小球肾炎

起病过程与急性肾炎相同，常在数月内病情持续进行性恶化，出现少尿、无尿、急骤发展的急性肾衰竭。急性肾炎综合征治疗1个月以上无缓解，肾功能持续性减退者需及时行肾活检明确诊断。

2.IgA肾病

多于上呼吸道感染后数小时至数天内即以血尿起病，一般无补体下降，既往有多次血尿发作史，前驱感染的病原体不是β型溶血性链球菌。鉴别困难时需行肾活检。

3.感染性心内膜炎相关性肾损害

临床上可表现为急性肾炎综合征，可有冷球蛋白血症、低补体血症和循环免疫复合物阳性，抗核抗体阳性。依据多数患者有心瓣膜病或先天性心脏病史，感染性心内膜炎的全身表现和血培养阳性等可鉴别。此外，单兰阴性杆菌、葡萄球菌败血症、梅毒、伤寒、病毒(流感病毒、EB病毒、巨细胞病毒及乙型肝炎病毒等)、肺炎支原体及原虫等均可引起急性肾炎综合征。参考病史、原发感染灶及其各种特点一般均可区别，常不伴低补体血症。

4.系统性疾病或某些遗传性疾病

系统性红斑狼疮、过敏性紫癜、溶血尿毒症综合征、结节性多动脉炎、Goodpasture综合征、Alport综合征等。据各病之其他系统的表现和实验室检查特点可以鉴别。必要时可行肾活检协助鉴别。

5.泌尿系感染

急性肾炎除肉眼血尿或镜下血尿，部分患者可有白细胞和肾小管上皮细胞，易与急性泌尿系感染或肾盂肾炎混淆。但后者可有发热、尿路刺激征、腰痛，尿中以白细胞为主，甚至有白细胞管型，尿细菌培养阳性及经抗生素治疗后有效等进行鉴别。

6.高热所致的尿检异常

在急性感染发热期间，患者可出现蛋白尿、管型尿或镜下血尿，可能与肾血流量增加、肾小球通透性增加及肾小管上皮细胞肿胀变性有关。此种改变极易与不典型或轻型急性肾小球肾炎相混淆。但蛋白尿的出现没有潜伏期的阶段，无水肿及高血压，热退后尿常规迅速恢复正常。

四、治疗方法

(一)西医治疗

本病为自限性疾病，无特异治疗方法，主要是对症治疗和精心护理，同时积极纠正病理生理变化、防治并发症和保护肾功能，帮助患者自然恢复。

1.一般治疗

急性期需卧床休息，直至肉眼血尿消失、水肿消退、血压恢复正常，之后可下床轻微活动，尿常规明显好转、血压正常后可逐步增加活动量(大约 2 周)。患者有水肿和高血压时应限盐限水；出现肾功能异常者应限制蛋白摄入，并以优质蛋白质为主，待尿量增加、肾功能转正常即应恢复正常饮食。

2.药物治疗

(1)感染灶的治疗

在病灶细菌培养阳性时，应积极消除病灶细菌，通常选用对溶血性链球菌敏感的无肾毒性或肾毒性小的抗生素，如青霉素、红霉素、克林霉素或阿奇霉素等。

针对链球菌感染者使用青霉素时，大剂量用于重度感染者，输入的青霉素浓度一般为 1 万至 4 万 U/mL，常规治疗 10～14 天，对青霉素过敏者可用林可霉素或红霉素。

(2)利尿消肿

经控制水及盐入量后仍水肿、少尿者可用噻嗪类利尿药如氢氯噻嗪 1～2mg/(kg・d)，分 2～3 次口服。无效时需用强力袢利尿药如呋塞米或托拉塞米，口服剂量 2～5mg/(kg・d)，注射剂量每次 1～2mg/(kg)，1～2 次/天。托拉塞米 10～40mg，每日一次，一日最大剂量为 100mg。

使用利尿药前要注意，若为容量不足(特别是存在低蛋白血症时)所致的少尿，应先扩充血容量后再利尿。静脉注射剂量过大时可有一过性耳聋。袢利尿药常见不良反应可有头痛、眩晕、疲乏、食欲减退、肌肉痉挛、恶心呕吐、高血糖、高尿酸血症、便秘和腹泻，长期大量使用可能发生水和电解质平衡失调。

(3)控制高血压

凡经休息、控制水盐、利尿而血压仍高者均应给予抗高血压药，首选钙通道阻滞剂，能抑制细胞外钙离子内流，松弛血管平滑肌。血管紧张素转换酶抑制剂(ACEI)与血管紧张素竞争转换酶，阻止血管紧张素的形成，对肾小球出球小动脉的扩张大于入球小动脉的扩张，在急性肾炎早期可使肾小球滤过率下降，因此，此药不作为急性肾炎降压首选，禁用于妊娠、双肾动脉狭窄、高钾血症。

(4)治疗急性心力衰竭

主要通过控制液体摄入，同时利尿、降压，减轻心脏前、后负荷。

由于硝普钠在体内的代谢物(氰化物)蓄积会引起中毒，因此，对少尿者如需持续使用，应监测血氰化物的浓度，注意血压变化。硝普钠最大量为 300μg/min，但在临床抢救严重急性心力衰竭时，往往该药浓度可短暂达到 400～500μg/min。但心衰纠正后应该及时减量，以防低血压的出现。

(5)治疗高钾血症

主要是防治高钾引起的心肌毒性，增加钾从体内排出，促进钾离子从细胞外向细胞内的跨细胞转移。但临床注意的是，治疗严重高钾血症应分秒必争，首先是静脉推注葡萄糖酸钙拮抗钾对心脏的毒性，利尿药在肾功能异常时往往无效，此时最有效的方法是血液透析。药物治疗可以为血液透析赢得时间。

3.其他治疗

经以上处理未能纠正上述情况的，应行血液透析或腹膜透析治疗。紧急透析的指征：①急性肺水肿或充血性心力衰竭；②药物不能控制的严重高钾血症(血钾浓度≥6.5mmol/L 以上)，或心电图已出现明显异位心律伴 QRS 波增宽。一般透析的指征：①少尿或无尿 2 日以上；②出现尿毒症症状如呕吐、神志淡漠、烦躁或嗜睡；③高分解代谢；④严重体液潴留；⑤pH＜7.25，HCO_3^-＜15mmol/L，CO_2CP＜13mmol/L；⑥BUN＞17.8mmol/L。

(二)中医治疗

中药辨证论治

(1)风水泛滥

①风寒外束

主症：先有外感风寒，故恶寒恶风，发热无汗，全身酸痛，咳嗽气喘，面部水肿，小便不利，口淡不渴，脉象浮紧，舌苔薄白。

治法：疏风散寒，宣肺利水。

代表方剂：麻桂五皮饮加减。

②风热袭表

主症：发热咽痛，乳蛾肿大，或有咳嗽痰黄，面部水肿，小便黄少，口干喜饮，大便偏干，脉象浮数，舌苔薄黄，舌质红，可兼见肉眼血尿。

治法：疏风散热，宣肺利水。

代表方剂：越婢五皮饮加减。

(2)湿热内盛

主症：乳蛾化脓溃烂或疮疡肿痛，发热或无热，口苦口黏，口干喜饮，腹胀纳少，或有便秘，小便短赤，面部及四肢水肿，多有血尿，舌质较红，苔黄腻，脉弦滑数。

治法：清热解毒，渗利水湿。

代表方剂：五味消毒饮合五皮饮加减。

(3)寒湿留滞

主症：面浮肢肿，或全身水肿，小便短少，纳呆恶心，胸闷腹胀，身体困重。苔白腻，脉濡细。

治法：散寒燥湿，利水消肿。

代表方剂：胃苓散合五皮饮加减。

(4)脾肾气虚

主症：水肿已退，或晨起面部稍肿，神疲乏力，纳呆，腰酸。舌淡红，苔薄，脉濡细。

治法：健脾补肾，益气利水。

代表方剂：参苓白术散加减。

(5)阴虚湿热

主症：水肿消退，面红烦热，口干喜饮，口黏口苦，手足心热，腰酸乏力，大便干结，尿黄灼热，或有尿血，脉象细数，舌质红，根部微见黄腻苔。

治法：滋养肾阴，清热利湿。

代表方剂：知柏地黄汤加减。

第三节　急性肾盂肾炎

急性肾盂肾炎(APN)，亦即急性上尿路感染，是由细菌感染为主的引起肾盂和(或)肾间质的急性炎症性改变，表现为严重的菌尿，伴有高热、寒战、腰痛或肾区叩击痛等的一组临床综合征。

本病好发于20～40岁女性，男女比例为1∶8～1∶10，其原因为女性尿道扁宽而短，距离肛门、阴道较近。50岁以上男性及女婴幼儿也常见。任何细菌都可以引起急性肾盂肾炎，但绝大多数以革兰阴性菌为主，如大肠埃希菌、副大肠埃希菌、变形杆菌等，其中尤以大肠埃希菌最为多见。

根据急性肾盂肾炎的临床表现，本病属于中医学的“热淋”“血淋”“腰痛”等范畴。汉代张仲景在《金匮要略·消渴小便利淋病脉证并治》中首先描述了淋证的证候特点："淋之为病，小便如粟状，小腹弦急，痛引脐中。"至明代张介宾《景岳全书·淋浊》中描述更为具体："淋之为病，小便痛涩滴沥，欲去不去，欲止不止者是也。"在病因病机的论述上，《金匮要略·五脏风寒积聚病脉证并治》云："热在下焦者，则尿血，亦令淋秘不通。"《诸病源候论·淋病诸候》中进一步指出本病的病因病机为"肾虚而膀胱热"。在治疗上，朱丹溪在《丹溪心法·淋》中说"执剂之法，并用流行滞气，疏利小便，清解热邪。其于调平心火，又三者之纲领焉。心清则小便利，心平则血不忘行"，强调清心热。《辨证录·淋证门》曰："治法急宜逐膀胱之湿热，以清其化源。"

一、病因病理

（一）中医病因病机

1.病因

急性肾盂肾炎的病因主要有下阴不洁、饮食不节导致湿热蕴结下焦；或因情志不畅，郁火客于下焦；或因起居不慎、房劳过度导致肾元亏虚，邪气乘虚入里。

2.病机

本病总病机为湿热蕴结下焦，肾与膀胱气化不利；病位在肾与膀胱，涉及肝脾；病性以实为主，下焦邪热为多，可有湿热、毒热、郁热、瘀热等不同，而尤以湿热为著。

（1）膀胱湿热

这是本病的主要病机。湿热分为外感、内生两端，外感多由外邪侵袭，或外阴不洁，秽浊污垢上逆侵及膀胱，酿生湿热；内生湿热则由脾虚失健、肾气不足，津液不化，聚而成湿，湿郁日久生热而成湿热；湿热之邪下犯，腑病及脏，湿热阻滞于肾，肾与膀胱气化不利，导致本病的发生。湿热客于膀胱，膀胱气化不利，可见小便频、急、涩、痛；湿热郁蒸，可见高热寒战；湿热客于肾及腰府，则见腰痛；湿热灼伤下焦血络，则见尿血。

（2）肝郁气滞

肝经绕阴器。恼怒伤肝，气滞不畅，气郁化火，或气火郁于下焦，影响膀胱气化，则少腹作胀，小便艰涩而痛，余沥不尽而发为气淋。

（3）热毒伤络

中上焦热盛，串入下焦，或下焦湿热化火酿毒，热毒炽盛，充斥内外，正邪交争，故高热寒战;热毒灼伤肾与膀胱血络,则尿血、腰腹引痛。热毒蕴结下焦,膀胱气化失司,则小便频急、热涩疼痛。

(4)肺胃热炽

肺胃热炽,正邪交争,则高热不退;肺胃热邪传入下焦,肾与膀胱气化失司,则尿频急痛;肺胃热邪循经上扰,则咽喉肿痛。

(5)正虚邪恋

久病不愈,病程迁延,湿热毒邪蕴结不解,则仍可见轻微尿频、急痛、腰痛;热邪留恋,损伤脾肾,气阴俱虚,则见腰膝酸软、神疲乏力、口燥咽干、低热潮热等症。

(二)西医发病机制

1.病因

多种病原体如细菌、病毒、真菌、衣原体、支原体均可引起尿路感染。急性肾盂肾炎的病因主要为细菌感染所致。常见细菌为革兰阴性菌,占90%以上,其中大肠埃希菌最为常见(约占70%);其次是副大肠埃希菌、变形杆菌、克雷白杆菌、产气杆菌、产碱杆菌和铜绿假单胞菌;只有5%~10%的致病菌为革兰阳性菌,主要为粪链球菌和葡萄球菌。大肠埃希菌最常见于无症状性细菌尿、非复杂性尿路感染或首次发生的尿路感染。在医院内获得的尿路感染、复杂性尿路感染和尿路器械检查后的尿路感染,则多为粪链球菌、变形杆菌、克雷白杆菌和铜绿假单胞菌所致。超过95%的尿路感染为一种致病菌引起。极少数致病菌为真菌、病毒、原虫。糖尿病、男性前列腺炎和前列腺增生是导致菌尿的常见原因。此外导尿装置、各种器械检查或者经尿道手术时,细菌可由体外带入,经尿道上行感染。

2.发病机制

(1)感染途径

本病主要有三种感染途径,一为上行感染,绝大部分患者是由于细菌经尿道上行至肾盂感染所致,育龄期女性更易发生上行感染;二是血行感染,细菌直接从体内感染病灶侵入血液,到达肾脏引起感染,约占3%;三是淋巴道感染,最少见,因盆腔、下腹部器官与肾脏,特别是升结肠与右肾的淋巴管相通,当盆腔器官炎症、阑尾炎、结肠炎时,细菌可通过淋巴道进入肾脏,引发感染。此外,肾脏或尿路邻近器官或组织存在感染时,细菌偶尔可直接侵入肾脏引起本病。

(2)正常机体防御功能

①尿液的冲洗作用,通过定时排尿可清除大约99%侵入尿路的细菌;②尿道、膀胱天然的黏膜防御机制,尿道上皮细胞可以产生杀菌分子,正常膀胱壁的酸性糖胺聚糖具有抗黏附作用,可以阻止细菌局部黏附,同时膀胱黏膜可以分泌有机酸及

IgA,并能通过吞噬细胞的吞引作用杀灭致病微生物;③尿液及其成分具有抗菌活性,尿液的低 pH、含高浓度尿素和有机酸,尿液过分低张或高张,均不利于细菌生长;④抗体,在细菌不能清除时,膀胱黏膜可分泌抗体,对抗细菌入侵;⑤男性前列腺液,前列腺液具有抗革兰阴性肠道细菌的作用;⑥尿道括约肌的天然屏障作用,防止尿液、细菌进入输尿管;⑦即使感染出现,白细胞很快进入膀胱上皮组织和尿液中,清除致病菌。当各种原因,破坏了上述的防御机制时,就有可能发生尿路感染。

(3)常见的易感因素

①尿路梗阻、膀胱输尿管反流及其他尿路畸形和结构异常;②疾病及代谢因素,慢性失钾、糖尿病、高尿酸血症及慢性基础病,如慢性肾脏病、肿瘤等;③药物,近期使用抗生素或免疫抑制剂;④尿路器械的使用及经尿道的检查;⑤妊娠、免疫力低下;⑥不良的生活习惯和方式;⑦遗传因素可影响宿主的易感性。

(4)病原菌致病力

细菌进入尿路,引起肾盂肾炎与否,与细菌的致病力关系密切。研究表明,大肠埃希菌之所以是本病的主要致病菌,是由于部分大肠埃希菌菌株(如大肠埃希菌 O、K、H 血清型菌株)具有抗吞噬细胞和补体破坏的能力,尿路上皮细胞表面的甘露糖受体对大肠埃希菌的吸附力较强,大肠埃希菌纤毛可与尿路移行上皮和鳞状上皮表面受体结合等原因所致。

(5)免疫反应

①体液免疫,致病菌进入体内后,即可产生抗体,此抗体具有一定的清除病原菌作用,同时可造成肾脏损害;②细胞免疫,肾盂肾炎发生时,细胞免疫功能下降,加剧肾盂感染的发展;③自身免疫,肾组织与某些大肠埃希菌具有共同抗原性,大肠埃希菌进入血流后,机体产生抗大肠埃希菌的抗体,这种抗体也抗肾组织抗原,引发肾损害。

3.病理

(1)肉眼所见

肾盂肾盏黏膜充血水肿,表面有脓性分泌物,黏膜下可有细小的脓肿,肾乳头可见大小不一、尖端指向肾乳头、基底伸向肾皮质的楔形炎症病灶。

(2)镜下所见

病灶内肾小管腔中有脓性分泌物,小管上皮细胞肿胀、坏死、脱落;间质内有白细胞浸润和小脓肿形成,炎症剧烈时可有广泛性出血。小的炎症病灶可以完全愈合,大的炎症病灶愈合后可留下瘢痕;肾小球一般无形态改变。

二、临床表现

（一）症状及体征

1.年龄

本病可发生于任何年龄，以育龄妇女多见，起病急骤。

2.一般症状体征

高热寒战，体温多在38～39℃，也可高达40℃，热型不一，一般呈弛张热，也可呈间歇热或稽留热，热退时可有汗出，并可伴有头痛、全身酸痛等不适。此外，儿童患者的泌尿系症状多不明显，起病时除高热等全身症状外，常有惊厥、抽搐发作。

3.泌尿系症状体征

多有尿频、尿急、尿痛等膀胱刺激征，在上行感染时，可先于其他症状出现。患者常有腰痛，一般为钝痛或酸痛，少数患者伴腹部绞痛，沿输尿管向膀胱方向放射。体检时在上输尿管点（腹直肌外缘与脐平线交叉点）或肋腰点有压痛，肾区叩痛阳性。

4.胃肠道症状

胃肠道症状可有食欲不振、恶心、呕吐，个别可有上腹疼痛或全腹疼痛。

（二）并发症

急性肾盂肾炎一般并发症少，但伴有糖尿病和（或）其他复杂因素而未及时治疗或治疗不当时，可能出现以下并发症。

1.肾乳头坏死

肾乳头及其邻近肾髓质缺血性坏死，常发生本病伴有糖尿病或尿路梗阻者，为本病的严重并发症。其主要表现为寒战、高热、剧烈腰痛或腹痛和血尿，可伴革兰阴性菌败血症或急性肾衰竭。静脉肾盂造影（IVP）可见肾乳头区特征性“环形征”。

2.肾周围脓肿

本病为严重肾盂肾炎直接扩张所致，多有糖尿病、尿路结石等易感因素，多为大肠埃希菌所致。并发肾周围脓肿时，原有症状加剧，并出现明显的单侧腰痛，向健侧弯腰时加剧。腹部超声、平片、CT等检查有助于诊断。

（三）实验室检查

1.尿液检查

（1）尿常规

尿液可混浊，可见大量白细胞（≥5个/HP），少数患者可有肉眼血尿，大多数患者为镜下血尿，多在2～10个/HP；可有少量或微量尿蛋白。

(2)细菌学检查

①尿细菌培养，连续2次清洁中段尿培养，菌落计数＞10^8/L，且菌种相同，有诊断意义；②尿涂片镜检细菌，观察10个视野，平均有1个以上细菌者为阳性，此时尿中含菌量常大于＞10^8/L。

(3)尿白细胞排泄率

采用Addis计数法，收集12小时尿液，正常人白细胞和上皮细胞计数不超过100万，红细胞不超过50万。采用一小时计数法，正常人白细胞应＜20万/小时、白细胞＞30万/小时为阳性，白细胞为20万至30万/小时为可疑者。

(4)尿酶检查

①本病发作时，可有肾小管上皮细胞受累，尿N—乙酰—氨基葡萄糖苷酶(NAG)排出量增多，而下尿路感染时多为正常；②乳酸脱氢酶显著升高，尤其有脓尿时更明显，其他肾脏疾病该酶不升高。

2.血液检查

(1)血常规

本病常伴有白细胞轻度或中度升高，中性分叶核粒细胞增多，可有核左移；而慢性肾盂肾炎血常规中白细胞可有升高，但程度较本病为轻。红细胞沉降率加快。急性膀胱炎血常规一般无上述改变。

(2)肾功能检查

一般无肾功能的减退，偶有尿浓缩功能障碍，治疗后可恢复。

(3)Tamm-Horsfall蛋白(THP)及其抗体测定

急性肾盂肾炎时THP抗体升高明显，而慢性肾盂肾炎、膀胱炎正常或降低。

3.免疫学检查

尿中大肠埃希菌K抗原测定≥16，提示肾盂肾炎；抗原测定＜16则提示下尿路感染。

4.影像学检查

如超声、CT、腹部平片，可排除易感因素，如泌尿系结石、膀胱输尿管反流、前列腺增生症、肾脏及输尿管畸形等。

三、诊断要点

(一)中医辨病辨证要点

根据患者临床表现，以发热、小便淋漓涩痛为主症的，可诊断为“热淋”；小便淋漓涩痛，兼见肉眼血尿的，可诊断为“血淋”；以腰痛为主症的，可诊断为“腰痛”。

中医辨证上要分清虚实以及病变涉及脏腑，同时还要注意以下几点。

1.辨小便

小便灼热疼痛为热重；小便涩痛，小腹胀满为气滞；小便刺痛剧烈，舌质紫暗，多兼瘀血；尿色鲜红，舌红苔黄的为热邪伤络；尿色淡红，舌红少苔为虚热伤络。

2.辨腰痛

腰痛剧烈，固定不移，多为热盛或血瘀；腰痛伴灼热感，喜冷恶热，多为热邪；腰部胀痛走串，引少腹胀满疼痛，多为气滞；腰痛重着，难以转侧，阴雨天加重，多为湿热；腰痛隐隐，绵绵不断，劳累后加重，已有肾阴虚。

3.辨发热

热盛则邪盛，热微则邪微。恶寒发热，提示兼有表邪；寒战高热多为正邪交争，湿热蕴蒸；高热不退，烦渴引饮，多为邪热亢盛；寒热往来，发无定时，多为肝胆郁热下注膀胱；低热不退，五心烦热，或午后潮热，多为肝肾阴虚。

（二）现代医学诊断

1.病史

(1)多有阴道炎、子宫颈炎或前列腺炎、精囊炎、结肠炎病史。

(2)可因尿道狭窄、尿路结石、肿瘤、包茎、包皮炎或由于器械操作、外伤所致的尿道损伤等诱因引起。

2.症状与体征

(1)全身表现

起病急骤，发热恶寒，甚至高热寒战，体温最高可达 39～40℃，常伴有头痛、全身关节酸痛、恶心呕吐等症状。

(2)泌尿系表现

腰痛，肾区叩击痛，脊肋角压痛，部分患者有腹痛，沿输尿管至膀胱走行区域有压痛。上行感染者有尿频、尿急、尿痛症状，小便淋漓不尽，排尿时小腹疼痛，小便混浊或夹有血液。

(3)实验室检查

血白细胞升高，血沉增快；小便培养有细菌生长；尿常规有大量白细胞或脓细胞。

3.定位诊断

(1)根据症状表现定位

患者有寒战、发热、腰痛及肾区叩痛及压痛者，常为急性肾盂肾炎。

(2)细菌培养

输尿管导尿培养法、膀胱冲洗后尿培养法均有利于上下尿路感染的鉴别。

(3)尿液检查

尿沉渣中抗体包裹细菌阳性、发现白细胞管型，尿 NAG、β_2 微球蛋白含量升高，尿渗透压降低。

(4)血液检查

血清抗革兰阴性菌 O 抗原的抗体滴度>1∶320 者，提示肾盂肾炎。

(三)现代医学鉴别诊断

1.与下尿路感染鉴别

确诊尿路感染后，有下列情况者应考虑肾盂肾炎：①尿抗体包裹细菌检查阳性；②膀胱灭菌后的尿标本培养结果阳性；③参考临床症状，发热(>38℃)伴腰痛或肾区叩击痛或尿中有白细胞管型者；④治疗后症状消失，但又反复者，或单剂量抗生素治疗无效或复发者；⑤治疗后仍留有肾功能不全表现，能排除其他原因所致者，或 X 线肾盂造影有异常改变者。

2.与肾结核鉴别

肾结核起病缓，有时可出现肉眼血尿，膀胱刺激征明显，尿结核菌阳性或结核菌素试验阳性，静脉肾盂造影可协助鉴别诊断。一般尿培养无细菌生长，普通抗感染治疗无效。往往伴有全身或生殖器官其他部位结核病灶。肾结核可与肾盂肾炎并存，在积极抗菌治疗后仍有尿道刺激征或尿沉渣异常者，高度怀疑肾结核，必须做相应检查。

3.与腹部器官炎症鉴别

部分患者无明显泌尿系症状，而以腹痛、恶心呕吐、发热、血白细胞计数增加为主要表现，容易误诊为急性胃肠炎、阑尾炎、女性附件炎等，可通过尿常规、尿沉渣、尿细菌培养等检查鉴别。

4.与发热性疾病鉴别

急性肾盂肾炎以发热寒战等全身表现为主，而泌尿系症状不明显时，易于发热性疾病相混淆，如流感、疟疾、败血症等，做尿细菌培养和尿沉渣可明确诊断。

四、治疗

(一)一般治疗

目的在于缓解急性症状，防止复发，减轻肾实质损害。常见措施有：①多饮水，勤排尿，以降低髓质渗透压，提高机体吞噬细胞功能；②有发热等全身症状时，应卧床休息；③服用碳酸氢钠 1g，3 次/日，以碱化尿液，减轻膀胱刺激征，该药同时可加强氨基糖苷类抗生素、青霉素、红霉素、磺胺类等药物的疗效，但可使呋喃妥因、四环素的药效降低。

（二）中医治疗

1.辨证分型治疗

（1）膀胱湿热证

证候：恶寒发热，小便频数，点滴而下，尿色黄赤，灼热赤痛，急迫不爽，痛引脐中，腰疼拒按，苔黄腻，脉滑数。

治法：清热泻火，利尿通淋。

代表方：八正散加减。

常用药：川木通、车前子、生甘草、萹蓄、滑石、萆薢、栀子、灯心草、大黄、黄芩

（2）肝胆郁热证

证候：寒热往来，口苦咽干，心烦欲呕，不思饮食，小腹痛，尿急尿频，苔薄黄，脉弦数。

治法：清利肝胆，利尿通淋。

代表方：龙胆泻肝汤。

常用药：栀子、黄芩、柴胡、川木通、当归、车前子、泽泻、生地、生甘草

（3）肺胃热炽证

证候：尿频尿急，灼热涩痛，高热烦渴喜冷饮，咽喉红肿，或心烦，或谵语，舌红苔黄燥，脉洪数。

治法：清热生津，解毒通淋。

代表方：白虎汤合清肺饮加减。

常用药：生石膏、知母、生甘草、粳米、黄芩、山栀、桑白皮、鱼腥草、车前子、茯苓

（4）热毒伤络证

证候：寒战高热，腰腹引痛，尿频尿急，灼热刺痛，尿血鲜红或夹有瘀块，心烦失眠，舌红苔薄黄，脉数。

治法：解毒通淋，凉血止血。

代表方：小蓟饮子。

常用药：小蓟、生地、生蒲黄、藕节、川木通、滑石、竹叶、栀子、丹皮、赤芍、侧柏叶

（5）正虚邪恋证

证候：小便频急涩痛减轻，身热已退，或仅有低热、潮热、五心烦热，腰膝酸软、

神疲乏力，口干咽燥，舌淡红苔少，脉细数。

治法：滋阴补气，清热通淋。

代表方：参芪地黄汤。

常用药：太子参、黄芪、生地、山萸肉、山药、茯苓、泽泻、丹皮、知母、黄柏、白茅根、甘草

2.中成药治疗

如对于膀胱湿热证，可根据病情选用八正合剂、清开灵口服液、鱼腥草注射液及三金片。

3.单验方治疗

(1)以鲜车前草100g煎汤，每天3大碗，分3次口服，可治疗急性肾盂肾炎及急性膀胱炎引起的尿频、尿急、尿痛、小便艰涩、带浊淋漏等症。

(2)蒲公英15g、旱莲草20g、生栀子15g、黄芩15g、益母草20g、车前草20g、金钱草20g、地锦草20g、萹蓄20g、白茅根30g、甘草梢6g，水煎服，日1剂。适用于急性肾盂肾炎、发热、腰痛、尿频、尿急、尿痛、小便深黄色。

4.针灸治疗

体针疗法：膀胱湿热者，刺京门、束骨、膀胱俞、中极、水道、委中，用泻法；肝胆湿热者，刺中封、太冲、足临泣、外关、风池、期门、阳陵泉，用泻法；热毒伤络者，取十二井穴点刺放血，针刺膀胱俞、三焦俞、肾俞、三阴交、关元、京门、委中、中极等穴，用泻法或平补平泻；正虚邪恋者，刺肾俞、太溪、命门、志室，用补法，针刺复溜、涌泉、京骨、大钟，用泻法。

5.熏洗疗法

(1)苦参、土牛膝、土茯苓、黄柏、蛇床子、枯矾各20g，水煎取汁，趁热熏洗会阴部，然后坐浴，每日2次，用药1剂。适用于急性肾盂肾炎，或伴有阴道炎者。

(2)瓦松60g，水煎取汁1000mL，放入盆内，趁热熏洗小腹及会阴部，每日1次。适用于急性肾盂肾炎、下尿路感染。

(三)西医治疗

1.去除病因

积极治疗腹腔、盆腔的感染灶是防治本病主要措施之一，如治疗前列腺炎、盆腔炎、子宫颈炎、尿道炎、膀胱炎、慢性结肠炎等。

2.纠正尿路梗阻

解除尿路梗阻和膀胱输尿管反流等易感因素，有利于本病控制。常见的尿路梗阻原因有结石、肿瘤、狭窄、瘢痕、畸形等，需要积极治疗或者对症处理。

3.抗感染治疗

(1)治疗目的及阶段

急性肾盂肾炎治疗目的:①控制和预防败血症;②清除进入泌尿道的致病菌;③防止复发。其治疗阶段分:①静脉给药迅速控制败血症;②继而口服给药清除病原体,维持效果和防止复发。

(2)常用抗生素

磺胺类(如甲氧苄啶+磺胺甲噁唑),β-内酰胺类(青霉素类、头孢菌素类),喹诺酮类(诺氟沙星、氧氟沙星),氨基糖苷类(庆大霉素、阿米卡星、妥布霉素)。

(3)应用原则

①急性肾盂肾炎应根据尿细菌培养和药敏结果选择血浓度高且对致病菌敏感的杀菌药物;②选用肾毒性小的抗菌药;常用药物肾毒性情况:强肾毒性,a.杆菌肽、两性霉素 B、多黏菌素 B 和 E、新霉素;b.中度肾毒性,四环素、卡那霉素、妥布霉素、阿米卡星及第二代头孢菌素;c.轻度肾毒性,第一代头孢菌素和头孢唑林;③联合、足疗程用药,肾盂肾炎多为严重的感染,一般选用两种或两种以上的抗菌药物产生协同作用,以提高疗效,减少耐药菌株。疗程应不小于 14 天。

(4)具体抗感染措施

①中等度的肾盂肾炎:治疗宜口服抗生素 2 周,常用抗生素为甲氧苄啶(TMP)加磺胺甲噁唑(SMZ)、新一代喹诺酮、阿莫西林等。常用 STS 14 天疗法:成人每次口服 SMZ 1.0g、TMP 0.2g 及碳酸氢钠 1.0g,每日 2 次,14 天为 1 个疗程。对磺胺类过敏者,可用阿莫西林 0.5g,1 日 4 次;或诺氟沙星 0.4g,1 日 2 次,疗程均为 14 天。

②临床症状严重的肾盂肾炎:宜采用肌内注射或者静脉给予抗生素。可用氨苄西林 1~2g,每 4 小时 1 次,或用头孢噻肟 2g,每 8 小时 1 次,必要时联合用药。尽量避免使用氨基糖苷类,尤其对老年人或原有慢性肾脏病患者。经上述药物治疗后,如病情好转,可于热退后继续用药 3 天再改口服抗生素,完成 14 天的疗程。未能显效的,应及时根据药敏结果更换抗生素。用药期间,每 1~2 周做尿培养,以观察尿菌是否转阴。经治疗仍持续发热者,应注意肾盂肾炎并发症的可能,如肾盂积脓、肾周囊肿等,及时行肾脏 B 超等检查。

③复杂因素的肾盂肾炎:该情况的致病菌多有耐药菌,治疗上多困难,可按药敏试用下述抗生素:a.奈替米星 2mg/kg,每 12 小时静脉滴注 1 次;b.头孢曲松 2.0g,每 24 小时静脉滴注 1 次;c.氨曲南 2.0g,每 8 小时静脉滴注 1 次。复杂性肾

盂肾炎易于发生革兰阴性杆菌败血症，应联合两种或两种以上抗生素静脉给药治疗。

(5)治疗后追踪：在疗程结束时及停药后第 2 周、第 6 周分别做尿细菌定量培养，以后最好每个月复查 1 次，共 1 年。追踪过程中发现复发，应再行治疗。

五、疗效判定

疗效判定见原中华人民共和国国家卫生健康委员会 2002 年制定发布的《中药新药临床研究指导原则》。

1.痊愈

临床症状体征消失，尿常规检查 2 次恢复正常，尿菌阴性，并于第 2 周、第 6 周复查尿菌 1 次，均为阴性，为近期治愈；追踪 6 个月无复发者为完全治愈。

2.显效

临床症状体征消失或基本消失，尿常规正常或接近正常，尿菌阴性。

3.有效

临床症状体征减轻，尿常规显著改善，尿培养偶有阳性。

4.无效

症状及尿检改善不明显，尿菌定量检查仍阳性，或于第 2 周、第 6 周复查时尿菌为阳性，且为同一菌种。

六、预后与预防

(一)预后转归

1.预后

本病治疗及时，达到用药疗程，可以痊愈，预后良好。但若不能得到及时有效的控制，可能引起败血症、急性肾衰竭而危及生命。

2.转归

本病治疗不及时，部分患者可多次再发(包括重新感染或复发)。如有复杂性尿路感染，常常可演变为慢性肾盂肾炎。

(二)预防与调护

1.预防

①增强体质，提高机体的防御能力；②注意阴部的清洁；③尽量避免使用尿路

器械，如必要留置导尿管，必须严格执行有关护理规定。

2.调护

①多饮水，勤排尿（2～3 小时排尿 1 次），是最实用和有效的预防方法；②宜食清淡、富含水分的食物，忌辛辣刺激食物，忌食温热性食物，忌烟酒；③调节情志，保持心情舒畅；④对妊娠晚期并发急性肾盂肾炎者，应采取侧卧位，或轮换体位减少妊娠子宫对输尿管的压迫，使尿液引流通畅。

七、中西医结合临床思路

急性肾盂肾炎常膀胱刺激征明显，发热、腰痛、血象高，西医抗感染治疗疗效确切，尤其对于中重度的急性肾盂肾炎，应及时根据病原学的依据选用敏感抗生素进行足量、足疗程的治疗，以尽快控制病情，防止复发。西药治疗各项检验指标改善得快，但患者症状的改善相应的慢；而中药治疗改善症状较快，但检验指标的好转比用西药慢。故中医治疗急性肾盂肾炎，应发挥自身优势。辨证治疗从患者的具体证候特点去确定疾病的属性、疾病的部位，从而确定疾病的治疗。急性尿路感染病性属实证、热证为主，湿热蕴结、膀胱气化不利是其主要发病机制，因此，治淋大法在于清热利湿通淋，使湿热之邪从两便分利而出。

急性肾盂肾炎虽然是泌尿道感染，但除了尿频、尿急、尿痛症状外，常有发热、身痛、恶心、纳差、腰腹胀痛、大便结或稀、疲乏无力等，西药对消除这些症状无优势，何况抗感染药还有一定副作用。而中医特长是辨证论治，通过清热解毒、疏风解表、芳香醒脾、调和肠胃等使症状改善，病情较快控制。

某些中药制剂，现代药理研究不一定具有抗菌作用，但同样可以达到治疗尿路感染的目的，这与中药多方位、多途径进行整体调节有关。如有研究表明，八正散对普通大肠埃希菌无明显抑制作用，但对尿道致病性大肠埃希菌的菌毛表达和对尿道上皮细胞产生的黏附作用有抑制作用，并认为该药治疗尿感的原理就是通过上述作用而使致病性大肠埃希菌失去黏附作用；至于那些已黏附到尿道上皮的细菌，由于尿道上皮更新迅速，随着上皮细胞的脱落而被排出，不能再黏附到其他新生的上皮细胞上。因此，中药治疗在西药疗程结束后，继续再配合健脾补肾佐以清利，对根治本次尿感，防止复发，具有一定意义。

第四节　IgA 肾病

一、概述

IgA 肾病是一种常见的原发性肾小球疾病，其临床表现多种多样，主要表现为血尿，可伴有不同程度的蛋白尿、高血压和肾功能受损，是导致终末期肾脏病常见的原发性肾小球疾病之一，其特征是肾活检免疫病理显示在肾小球系膜区以 IgA 为主的免疫复合物沉积，以肾小球系膜增生为基本组织学改变。中医可归属于“尿血”“溺血”“溲血”“肾风”范畴。

二、诊断要点

（一）临床表现

IgA 肾病临床表现多种多样，最常见的临床表现为发作性肉眼血尿和无症状性血尿和（或）蛋白尿。临床上可见到发作性肉眼血尿、无症状镜下血尿伴或不伴蛋白尿、蛋白尿、高血压、急性肾衰竭、慢性肾衰竭、家族性 IgA 肾病。

1.发作性肉眼血尿

40％～50％的患者可表现为一过性或反复发作性肉眼血尿，大多伴有上呼吸道感染，少数伴有胃肠道或泌尿道感染，个别患者甚至出现在剧烈运动后。

2.无症状镜下血尿伴或不伴蛋白尿

30％～40％的 IgA 肾病患者表现为无症状性血尿，多为体检时发现。患者尿常规中红细胞管型少见，蛋白尿多低于 2g/24h。

3.蛋白尿

IgA 肾病患者不伴血尿的单纯蛋白尿非常少见，多数患者表现为轻度蛋白尿，10％～24％的患者出现大量蛋白尿，甚至肾病综合征。

4.高血压

成年 IgA 肾病患者中高血压的发生率为 20％，而在儿童 IgA 肾病患者中仅占 5％。起病时即有高血压者不常见。随着病程的进展，高血压的发生率增高，高血压出现在肾衰竭前平均 6 年。

5.急性肾衰竭

占5%～10%，常见于急进性肾炎综合征、急性肾炎综合征，大量肉眼血尿，可因血红蛋白对肾小管毒性和红细胞管型堵塞肾小管引起急性肾小管坏死，多为一过性，有时临床不易察觉。

6.慢性肾衰竭

多数IgA肾病患者在确诊10～20年后逐渐进入慢性肾衰竭期，部分患者第一次就诊即表现为肾衰竭，同时伴有高血压，既往病史不详或从未进行过尿常规检查，有些患者因双肾缩小而无法行肾活检确诊。

(二)诊断标准

IgA肾病临床表现多种多样，多见于青壮年，与感染同步的血尿(镜下或肉眼)，伴或不伴蛋白尿，从临床上应考虑IgA肾病的可能性。但是IgA肾病的确诊依赖于肾活检，尤其需免疫病理明确IgA或以IgA为主的免疫复合物在肾小球系膜区弥漫沉积。因此，肾脏病理活检是确诊IgA肾病的必要条件。

(三)辅助检查及实验室检查

IgA肾病尚缺乏特异性的血清学或实验室诊断性检查。

1.尿常规

持续性镜下血尿和(或)蛋白尿。尿相差显微镜异形红细胞增多＞50%，提示为肾小球源性血尿，部分患者表现为混合性血尿，有时可见红细胞管型。多数患者为轻度蛋白尿(小于1g/d)，但也有患者表现为大量蛋白尿甚至肾病综合征。

2.肾功能

可有不同程度肾功能减退。主要表现为肌酐清除率降低，血尿素氮和血肌酐逐渐升高，血尿酸常增高；同时伴不同程度的肾小管功能减退。

3.免疫学检查

IgA肾病患者血清中IgA水平增高的比例各国报道不同，占30%～70%不等。IgA-纤粘连蛋白复合物(IgA-FN)曾被认为是IgA肾病患者的一个标记物，但未证实其临床意义。

4.病理学检查

肾脏免疫病理检查是确诊IgA肾病的必备手段，特征的免疫病理表现是以IgA为主的免疫球蛋白在肾小球系膜区呈颗粒状或团块状弥漫沉积，常伴补体C_3沉积。

光镜下病理类型多种多样，主要表现为弥漫性肾小球系膜细胞增生，系膜基质增加。此外，还可见到多种病变同时存在，包括肾小球轻微病变、系膜增生性病变、局灶节段性病变、毛细血管内增生性病变、系膜毛细血管性病变、新月体性病变及硬化性病变等。电镜检查可见肾小球系膜细胞增生、系膜基质增加并伴有大团块状电子致密物沉积。不同的病变程度对于判断预后有指导作用。

三、鉴别诊断

1.链球菌感染后急性肾小球肾炎

典型表现为上呼吸道感染（或急性扁桃体炎）后出现血尿，感染潜伏期为1～2周，可有蛋白尿、水肿、高血压甚至一过性氮质血症等肾炎综合征表现，初期血清C_3下降并随病情好转而恢复。部分患者ASO水平增高，病程为良性过程，多数经休息和一般支持治疗数周或数月可痊愈。如果病情反复发作，需要依靠肾活检免疫病理检查进行鉴别。

2.非IgA系膜增生性肾小球肾炎

约1/3患者表现为肉眼血尿，临床上与IgA肾病很难鉴别，需靠免疫病理检查区别。

3.过敏性紫癜肾炎

起病多为急性，除肾脏表现外，还可有典型的皮肤紫癜、黑粪、关节痛、全身血管炎改变。

4.肾小球疾病

主要有薄基底膜肾病和Alport综合征，前者主要临床表现为持续镜下血尿（变形红细胞尿），肾脏是唯一受累器官，通常血压正常，肾功能长期维持在正常范围，病程为良性过程。后者以血尿、进行性肾功能减退直至终末期肾脏病、感觉神经性耳聋及眼部病变为临床特点的遗传性疾病综合征，除肾脏受累外，还有多个器官受累。

5.球系膜区继发性IgA沉积的疾病

狼疮性肾炎、乙肝相关肾炎虽肾脏受累常见，但肾脏免疫病理除IgA沉积外，还伴有多种免疫复合物沉积，结合临床多系统受累和血红蛋白、Coombs试验、肾功能、肝功能、电解质可鉴别；其他相关肾小球系膜区IgA沉积疾病，肾脏临床表现不常见，可鉴别。

四、治疗方法

(一)西医治疗

1.一般治疗

(1)控制感染

感染可刺激或诱发 IgA 肾病急性发作,因此应积极治疗和去除可能的皮肤黏膜感染,包括咽炎、扁桃体炎和龋齿,对合并呼吸道或其他黏膜感染时,可常规抗生素治疗 1～2 周,注意避免使用肾脏毒性药物。

(2)控制高血压

若尿蛋白＜1g/24h,目标血压应控制在 130/80mmHg 以下,若尿蛋白＞1g/24h,目标血压应控制在 125/75mmHg 以下。血管紧张素转换酶抑制剂(ACEI)或血管紧张素Ⅰ型受体拮抗剂(ARB)为首选抗高血压药物。

(3)减少尿蛋白

尽可能达到蛋白尿缓解(＜0.3～0.5g/d),使用 ACEI/ARB、激素及免疫抑制剂。

(4)治疗肾功能衰竭

IgA 肾病到达终末期肾衰竭,需要必要时行肾脏替代治疗。

2.循证治疗原则

(1)降尿蛋白和降血压治疗

①如果蛋白尿＞1g/d,推荐使用长效 ACEI 或者 ARB 治疗(1B)。

②如果蛋白尿在 0.5～1.0g/d,建议使用 ACEI 或者 ARB 治疗(2D)。

③如果患者能够耐受,建议 ACEI 和 ARB 逐渐加量以控制蛋白尿＜1g/d(2C)。

④在蛋白尿＜1g/d 患者,血压的控制目标应当是＜130/80mmHg;当蛋白尿＞1g/d血压控制目标＜125/75mmHg(未分级)。

(2)糖皮质激素

建议对于经过 3～6 月最佳的支持治疗(包括使用 ACEI 或者 ARB 和控制血压治疗)后蛋白尿仍然持续性≥1g/d 且 GFR＞50mL/(min·1.73m^2)的患者接受 6 个月的糖皮质激素治疗(2C)。

(3)免疫抑制剂(环磷酰胺、硫唑嘌呤、霉酸酚酯和环孢素)

①不建议糖皮质激素联合环磷酰胺或者硫唑嘌呤用于 IgA 肾病(除非新月体

性 IgAN 伴有肾功能快速下降)(2D)。

②对于 GFR<30mL/(min·1.73m²)患者,除非新月体性 IgAN 伴有肾功能快速下降,不建议使用免疫抑制剂(2C)。

③不建议将霉酸酚酯用于 IgAN(2C)。

(4)其他治疗

①对于经过 3~6 个月支持治疗(包括 ACEI 或者 ARB 和血压控制)蛋白尿≥1g/d 患者,建议使用鱼油治疗 IgAN(2D)。

②不建议使用抗血小板药物治疗 IgAN(2C)。

③不建议对于 IgAN 进行扁桃体切除治疗(2C)。

3.药物治疗

(1)ACEI/ARB

对伴有慢性肾功能不全的 IgA 肾病患者应用 ACEI/ARB 研究显示,ACEI 单独或联合 ARB 治疗可明显减少患者尿蛋白的排出和延缓肾功能进展。合理应用 ACEI/ARB 包括:限制盐摄入量(<6g/d),可配合利尿药如氢氯噻嗪 12.5~25mg/d;足量使用,在血压耐受范围内加用常规剂量 2 倍以上;联合 ACEI 或 ARB 类药物可能提高疗效。

①ACEI 类药物:起始治疗可由常量开始逐渐加量,其有引起肾功能损害以造成高血钾的副作用,使用1~2 周内应监测肾功能和血钾,直到达目标剂量和最大耐受量,治疗前应该注意使利尿药维持在合适剂量,因液体潴留可以减弱 ACEI 类的疗效,而容量不足又可加剧 ACEI 的不良反应。禁用于妊娠、肾动脉狭窄、高钾血症、血液或骨髓疾病及严重肾功能衰竭者。部分患者可出现刺激性咳嗽等,不能耐受者当停药,可改为单用 ARB 类药物,使用 ACEI 还可出现面部、唇部、舌头、声门和喉头水肿,如果出现该症状,要立即停服并行相应处理。如果肾功能不全患者使用 ACEI 类药物 Scr 值无变化或轻度升高(升高幅度<30%)均属正常,若用药后,Scr 值上升>30%乃至>50%,即为异常,必要时应停用 ACEI。

②ARB 类药物:ARB 能降压、利尿排钠、减少微蛋白尿,不会产生可能与之有关的咳嗽、低血压等,使用 ARB 需注意的问题同 ACEI 一样,开始用药 1~2 周复查血压、肾功能和血钾。

(2)糖皮质激素

经 ACEI/ARB 治疗蛋白尿持续超过 1g/d 患者,建议加用激素治疗 6~8 个月:起始泼尼龙 40mg/d 并在 2 个月内减至 20mg/d,半年停药。

糖皮质激素通过抑制炎症反应、抑制免疫反应、抑制醛固酮和血管升压素分泌,影响肾小球基底膜通透性等综合作用而发挥其利尿、清除尿蛋白的疗效。激素可以降低尿蛋白、保护肾功能，而且短期治疗(6 个月)能够使患者长期受益。

长期应用激素的患者易出现感染，尤其糖皮质激素的使用量超过相当于每日口服 10mg 泼尼松的剂量或累积量超过 700mg。感染的发生率就明显上升，而且条件致病菌的感染发生率大大超过不使用糖皮质激素的患者。除细菌感染外，病毒和真菌的感染概率同样增加，另外，由于糖皮质激素可以抑制发热等感染中毒症状，常常掩盖感染，使之不易被早期发现而延误治疗。

糖皮质激素可有皮肤软组织的副作用，出现痤疮、紫纹、皮肤变薄、伤口愈合延缓、脱发、多毛、鳞癌、日光性紫癜、库欣面容等；可伴见眼部损害，出现白内障、青光眼等；同时出现水钠潴留，在大剂量冲击治疗时明显，可引起高脂血症，增加动脉粥样硬化发生；可增加消化性溃疡、上消化道出血的发生；导致骨质疏松、血糖升高；出现中枢神经系统表现如失眠、欣快感、焦躁，极少数患者可以出现抑郁；大剂量使用还可出现月经不调、男性及女性生育能力下降等生殖系统副作用。

(3)细胞毒药物

激素联合细胞毒药物的治疗可明显延缓系膜增生性肾小球肾炎肾功能的进展和降低尿蛋白、改善病理损伤。

环磷酰胺既可影响增殖的细胞，也影响处于静止期的细胞，其免疫抑制程度与剂量和疗程呈正相关，可减少 T 细胞和 B 细胞，从而抑制细胞和体液免疫。常见较轻的副作用有脱发、恶心和呕吐，但其引起的骨髓抑制、膀胱毒性、性腺毒性和致癌危险则较为严重。需监测血常规、肝功能，终生监测尿常规。

硫唑嘌呤一般耐受性良好，常见副作用包括胃肠道反应、骨髓抑制和感染。常用剂量 1～2.5mg/(kg・d)，禁忌与别嘌醇共用，需定期监测血常规、肝功能。

环孢素 3.5～5mg/(kg・d)可明显降低尿蛋白，但对肾功能有明显损害作用，因此不推荐使用。

霉酚酸酯的胃肠道副作用较为常见且为剂量依赖性，包括恶心、呕吐、便秘、腹痛、消化不良，减少药物剂量或停药可缓解。剂量 2～5g/d，分次服用，GFR 下降者可减少剂量，用药第一个月每周监测血常规，随后 2 个月内每 2 周监测一次，以后 1 年内每月监测一次。

(二)中医治疗

中医辨证治疗

(1)急性期

①外感风热

主症：水肿骤起或突然加重，头面为甚，尿红赤或镜下血尿。或小便短赤，发热，微恶风寒。鼻流浊涕，咽红热痛；或恶寒无汗、微发热、鼻流清涕、咽痒咳嗽、咳痰稀白。舌边尖红，苔薄白或薄黄，脉浮数。

治法：疏散风热，清热解毒。

代表方剂：银翘散合芎芷石膏汤加减。

②风湿扰肾

主症：肢体水肿，腰腹胀痛，小便频数或尿液混浊，大便干结，尿红赤或镜下血尿。腹痛即泻，心烦口渴。舌红，苔黄腻，脉滑数。

治法：清热利湿，凉血止血。

代表方剂：葛根芩莲汤合小蓟饮子加减。

③下焦湿热

主证：肢体水肿，下肢肿尤甚，皮肤光亮，尿红赤或镜下血尿。小便频数、灼热涩痛，黄赤灼热，腰腹胀痛，大便结。舌红，苔黄腻，脉滑数。

治法：清热利水，凉血止血。

代表方剂：小蓟饮子加减。

④瘀血内阻

主症：水肿、尿浊、赤尿顽固难消，日久不愈。面色黧黑或晦暗，腰痛固定或呈刺痛，肌肤甲错或肢体麻木，或尿中夹有血块。舌紫暗或有瘀斑，脉细涩。

治法：活血化瘀。

代表方剂：桃红四物汤加减。

(2)缓解期

①气阴两虚

主症：镜下血尿或伴见蛋白尿，神疲无力，腰膝酸痛，大便偏干或溏薄。手足不温或手足心热，自汗或盗汗，易感冒，心悸，口不渴或咽干痛。舌淡红边有齿痕或舌胖大，苔薄白或薄黄而干，脉细数而无力。

治法：益气养阴。

代表方剂：四君子汤合左归丸。

②肝肾阴虚

主症：镜下血尿或伴见蛋白尿，大便偏干。五心烦热，咽干而痛，头目眩晕，耳鸣腰痛。舌红，苔干，脉细数或弦细数。

治法：补益肝肾，滋阴清热。

代表方剂：左归丸加减。

③脾肾气虚

主症：镜下血尿或伴见蛋白尿，神疲乏力，口淡不渴。腰膝酸软，夜尿偏多，大便溏薄或腹泻。舌淡胖边有齿痕,苔薄白,脉沉弱。

治法:补肾健脾,养血止血。

代表方剂:四君子汤合六味地黄丸加减。

④脾肾阳虚

主症:腰膝酸冷,面色苍白或黧黑,或伴下肢水肿。四末欠温,小便频数或夜尿增多,大便时溏。舌淡,苔白,脉弱。

治法:健脾益气,温肾助阳。

代表方剂:右归丸加减。

参考文献

[1]梁健.中西医结合临床内科学[M].北京:第二军医大学出版社,2013.

[2]陈志强,杨关林.中西医结合内科学[M].北京:中国中医药出版社,2016.

[3]江杨清.中西医结合临床内科学[M].北京:人民卫生出版社,2012.

[4]吴勉华,王新月.中医内科学[M].北京:中国中医药出版社,2012.

[5]陈可冀.中西医结合思考与实践[M].北京:人民卫生出版社,2013.

[6]徐新献,王志坦.中西医结合内科手册[M].成都:四川科学技术出版社,2014.

[7]梁健.中西医结合临床内科学[M].上海:上海第二军医大学出版社,2013.

[8]江杨清.中西医结合临床内科学[M].北京:人民卫生出版社,2012.

[9]王松龄,张社峰,李彦生.中风相关病证中西医结合特色治疗[M].北京:人民卫生出版社,2015.

[10]杨旸.实用中医诊疗手册[M].北京:人民军医出版社,2011.

[11]陆付耳.中医临床诊疗指南[M].北京:科学出版社,2016.

[12]屠佑堂.中医实用诊疗大全[M].武汉:湖北科学技术出版社,2013.

[13]沈元良.实用中医师诊疗手册[M].北京:金盾出版社,2013.

[14]王永炎.中医内科学(第2版)[M].北京:人民卫生出版社,2011.

[15]罗仁,曹文富.中医内科学[M].北京:科学出版社,2016.

[16]程丑夫.中医内科临证诀要[M].长沙:湖南科技出版社,2015.

[17]张伯礼.中医内科学[M].北京:人民卫生出版社,2012.

[18]冯先波.中医内科鉴别诊断要[M].北京:中国中医药出版社,2014.

[19]田德禄,蔡淦.中医内科学(第2版)[M].上海:上海科学技术出版社,2013.

[20]魏鹏.中西医结合的发展前景[J].光明中医,2010,25(7):1253-1255.